華志文化

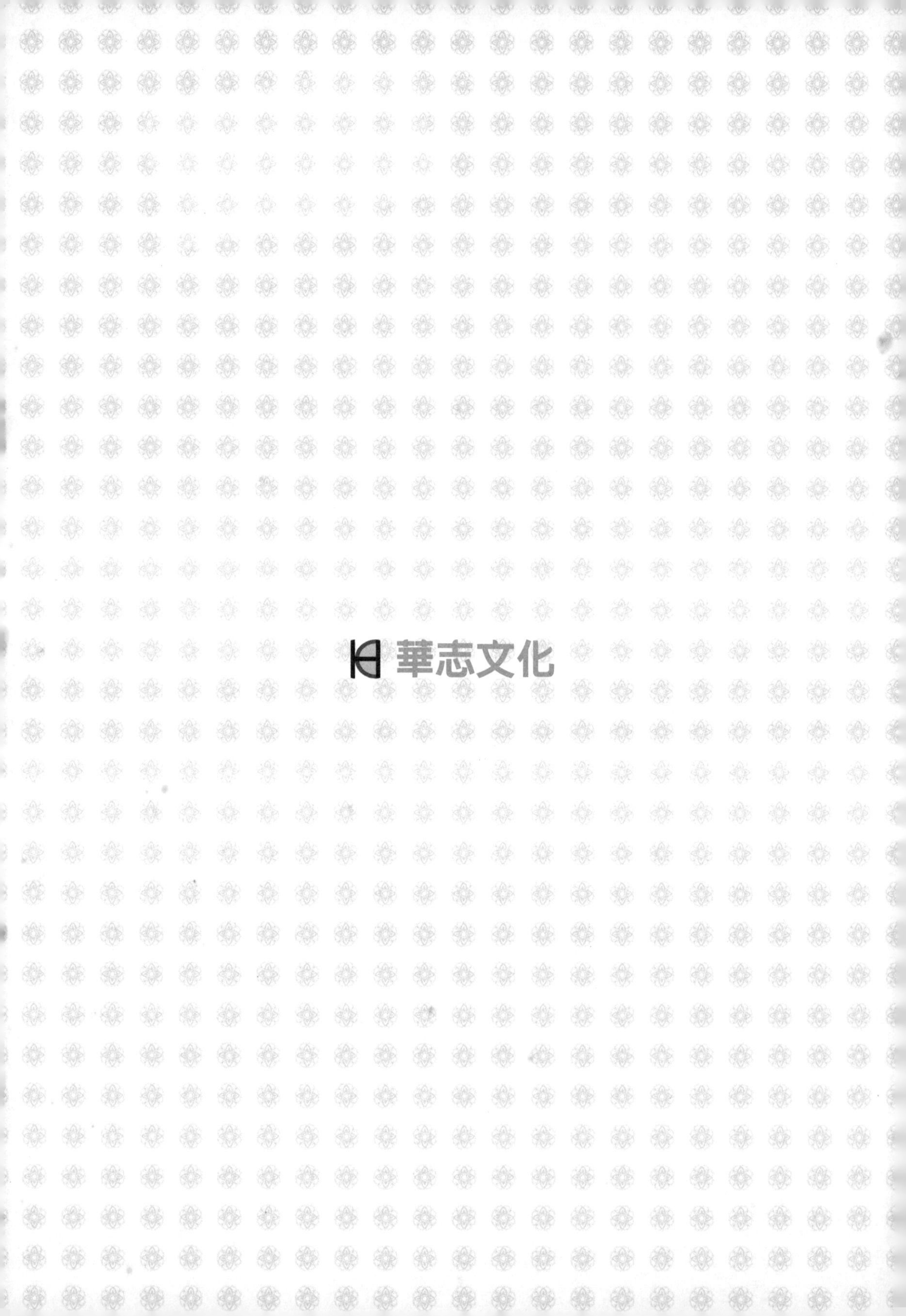
華志文化

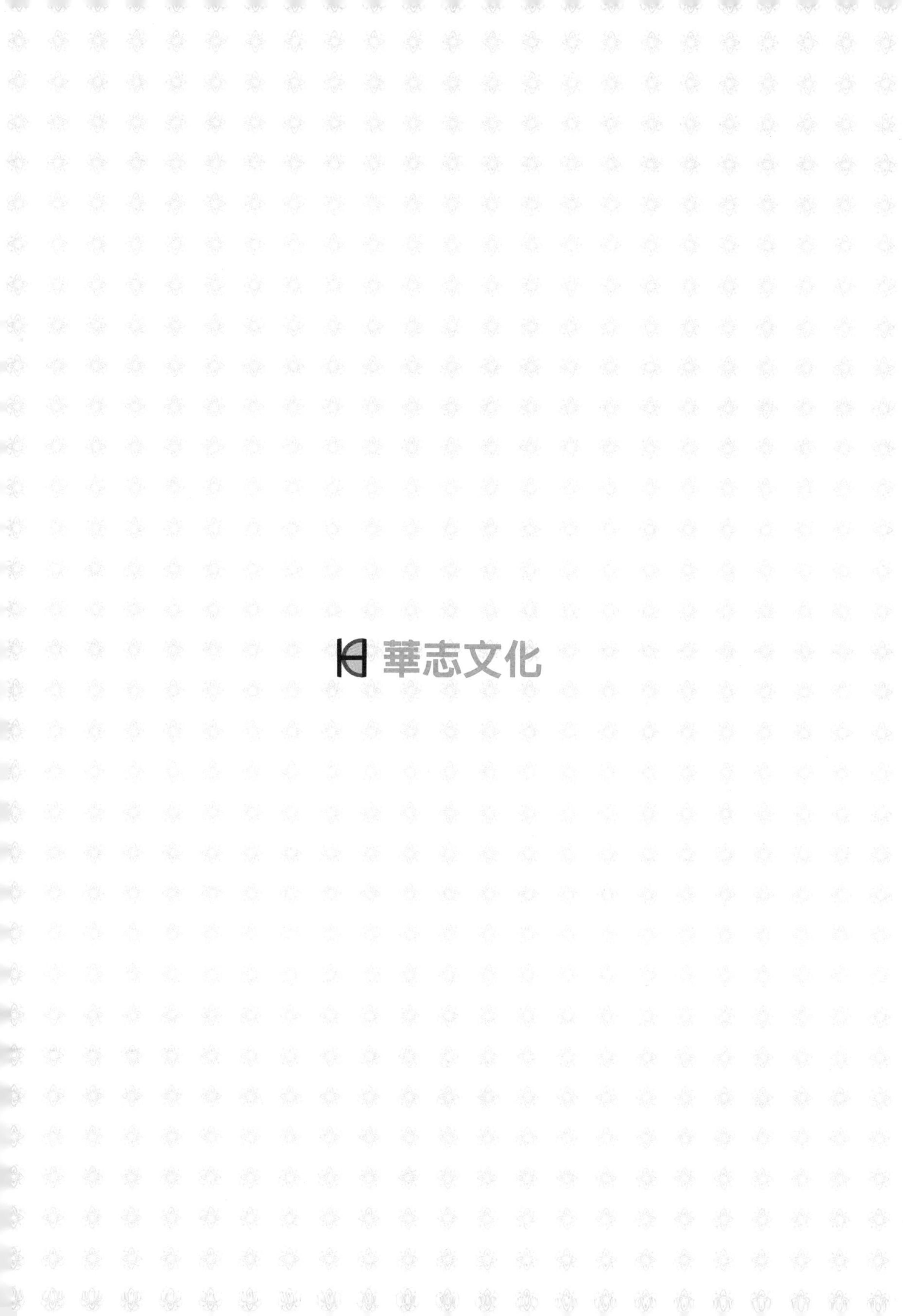
華志文化

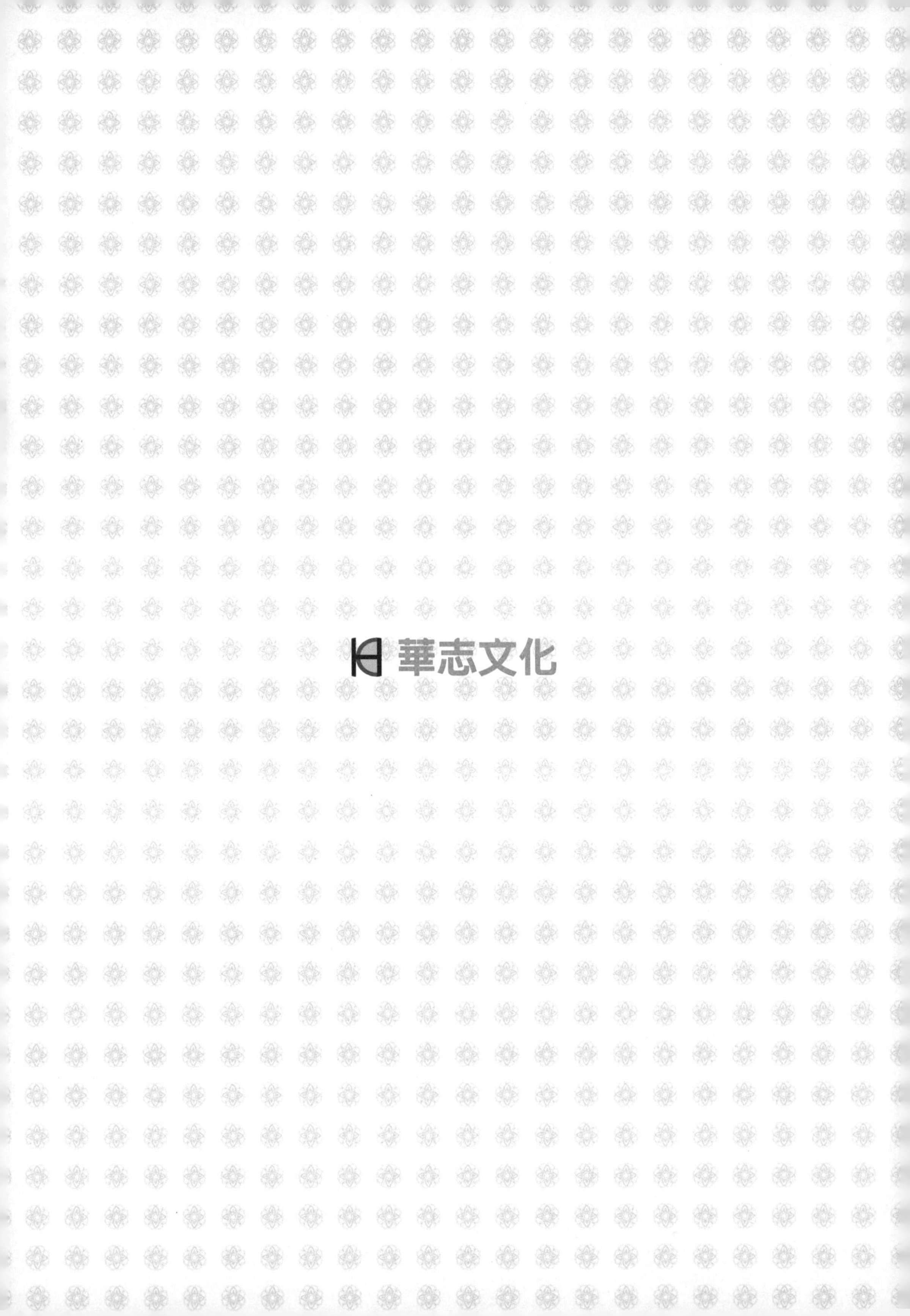
華志文化

# 拍拍打打

# 養五臟

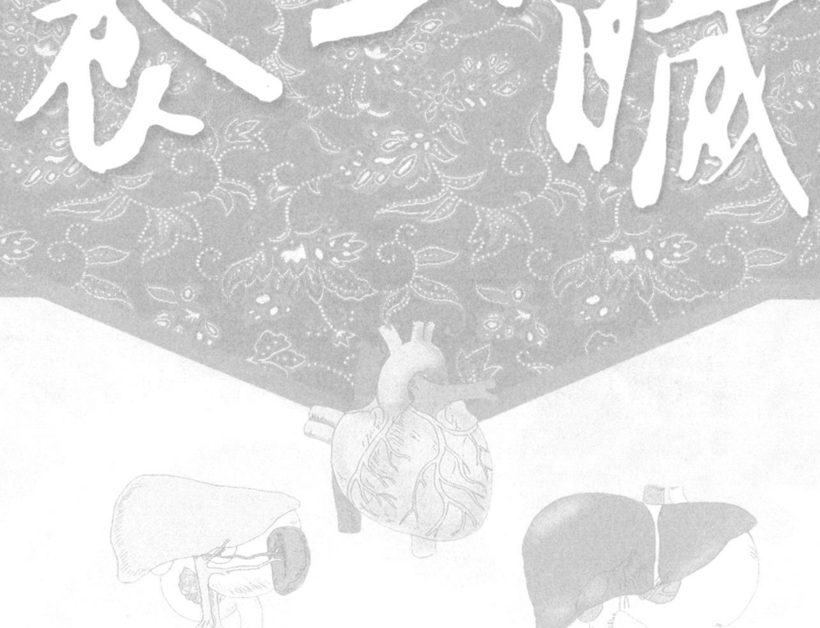

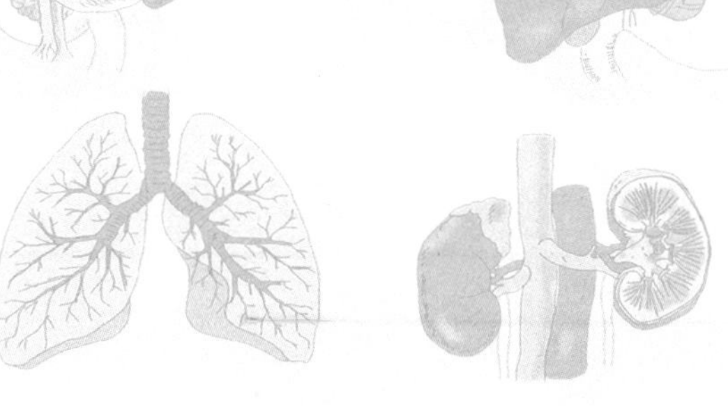

# 關於本書

人體是一貫完整的體系，牽一髮而動全身。中醫治療也可內病外治，由外而內，局部的症狀和疾患的改善能強健五臟，保養了五臟就是保障了健康。

經絡按摩與穴位養生，因其安全有效，始終是中醫體系中最為推崇的方式！本書以人體的五臟六腑為主線，先從中醫關於五臟、經絡、穴位等的基礎知識講起，再教會大家按摩的手法。以通俗易懂的語言、精確的描述，從常見疾病的防治、補養氣血、調理臟腑、人體各部位的防病治病等方面入手，系統性地介紹如何透過經絡達到五臟六腑的保健、治病。每個人都能從書中找到屬於自己的經絡養生方，極為實用！

# 五禽戲、太極拳和氣血循環

五禽戲和太極拳，都是國人耳熟能詳和行之有效的健身功法。

五禽戲，據說是由漢代名醫華佗發明的，模仿虎、鹿、熊、猿、鶴等五種動物的動作，輔之以相應的氣息調理，是一套防病、治病、延年益壽的醫療氣功。太極拳，據說起源自傳奇武學大師張三丰，依據「易經」陰陽之理、中醫經絡學、道家導引與吐納而成，既是武術項目，也是體育和健身項目。

初看，似乎是把風牛馬不相及的兩者硬牽扯到一塊。其實，這只是表象，它們的主要作用和理論思想都是養生防病，其健身的機制都牽涉到本書的重點：人體經絡和氣血循環。

「經絡」是中醫特有的名詞，其作用大致相當於西醫循環、神經、免疫和內分泌幾大系統的綜合；《醫宗金鑑》中說：「按其經絡，以通鬱閉之氣，摩其壅聚，以散瘀結之腫，其患可癒。」而「氣血循環」除了包括西醫所述的血液循環和體液循環，還包括營養物質的分化、分配、輸送以及解毒、排毒。

練五禽戲和太極拳之所以能強身健體，就是因為活動刺激了人體經絡，加快了體內氣血循環。《內經》說：「蒼天之氣，清淨則志意治，順之則陽氣固」。加快氣血循環一方面促進肌肉收縮和胃腸蠕動，使人食欲增強，攝入更多的營養物質，同時幫助其更快地消化、吸收；一方面促進大小便排泄，排出代謝產生的有毒物質與廢物；而氣血循環的加快又有利於人體各個器官獲得新鮮的氧氣和營養物質，有利於人體將抗菌、抗毒的免疫物質及凝血素等盡快輸送到需要的器官抗菌止血，也有利於老化、壞死的細胞及在與病菌搏鬥中英勇犧牲的免疫細胞更新，並將其殘骸盡快排出。

對此，我們可以透過幾個類似的例子來說明：

「兵貴神速」，這句話也可以用到我們人體的健康上。如果我們身體的某處出血，當然是止血越快對我們身體的損傷越小。怎麼做到盡快止血呢？除了我們外部人為地做創口縫合、按壓、冷敷等措施，最重要的關鍵是神經將出血的資訊快速傳入，再將趕緊分泌凝血因子的命令傳出，然後凝血因子快速大量聚集在創口附近，而後止血。另一個例子是缺氧。這更是不得了，因為大家都知道，人不吃飯可以活一星期左右，不喝水可以活三、四天，但如果不呼吸，幾分鐘就不行了。而像心臟之類的器官、組織，如果缺氧，更是一下子就會「梗死」。

例子很多，道理卻一樣。練健身功、拍打經絡和穴位、加快氣血循環，對除舊布新、維持人體正常生理環境，進而防治疾病的作用，由此可見一斑。

簡而言之，中醫和西醫是兩個不完全相同的體系，它們對於疾病的發生、轉化和治療的理論思想和法門也大異其趣。中醫認為，「外治經絡」可以「內實五臟」，所以內臟的病可以透過外部按摩等方法來解決；中醫講究辨證施治，肩膀痛也許會去治腳，而不是像西醫頭痛治頭、腳痛治腳。同時，因為中醫強調「治未病」，即盡量從預防著手，避免染上疾患，或在剛出現染病徵兆時就予以糾正和消除，更注重平時的健身和保養；西醫雖然也講預防，實際上「治已病」更多，往往是病了再來打針、吃藥、開刀，忙得不亦樂乎。

對於我們普通老百姓而言，當然是「治未病」強於「治已病」，平時加強保健優於病時亡羊補牢。由於時間和場地的限制，不是每個人都能經常練五禽戲和太極拳等健身功來鍛鍊，但辦法總比困難多，如果我們能夠多學習一些經絡方面的知識，利用零星的時間、根據不同的場合因地制宜地拍打、按摩穴位，以此刺激經絡，加強氣血循環來保健五臟、強身健體，這不是一舉多得嗎？

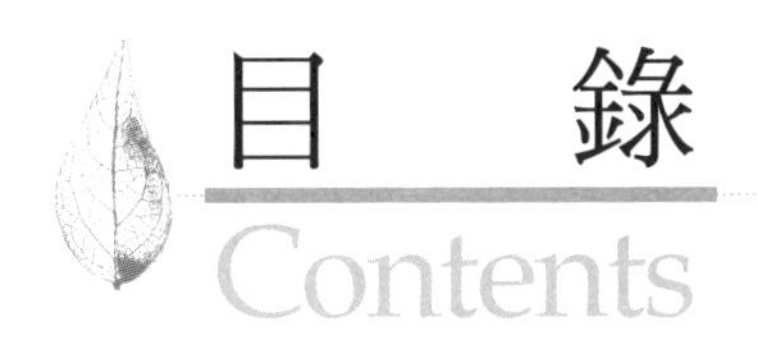

# 目錄
Contents

目　錄

Contents

目　錄
Contents

# 第四章　拍拍穴位改善常見病症

## 四、兒科常見病症 ........................................ 228



## 五、其他常見病症 ........................................ 240



# 附錄

## 各經絡穴位定位及主治表

# 第一章

## 經絡調理基礎篇——

### 「當事人」的媒體見面會

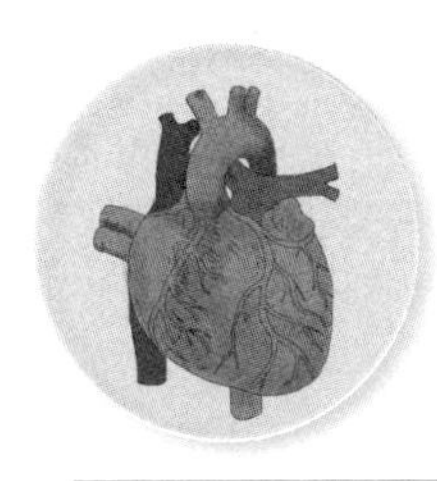
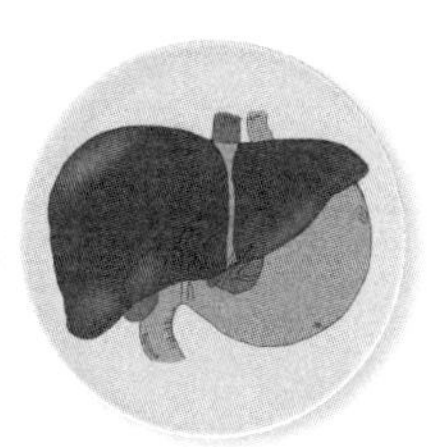
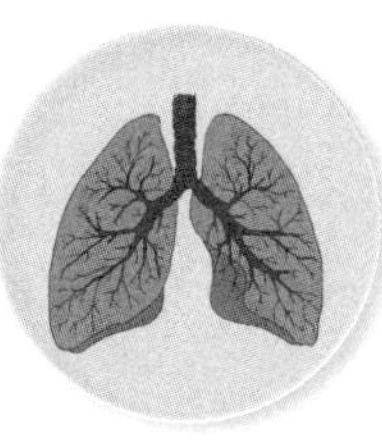
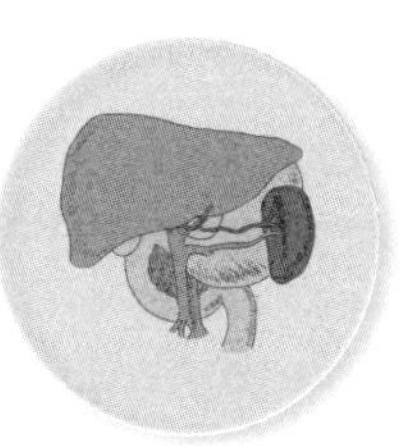
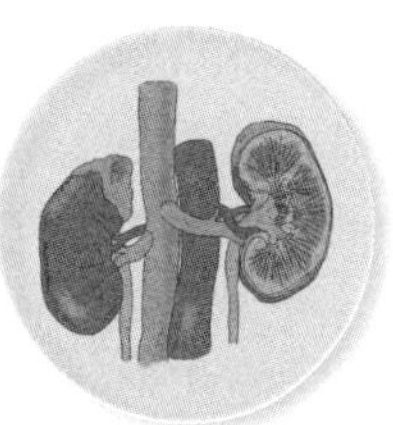

中華民族是很講求實用的民族，無論什麼東西，往往不管三七二十一，拿來先用了再說。如果有效，就會「用了都說好」，然後更多人的一擁而上；如果效果不彰，只要有人開口說不好，更多的人馬上一哄而散。很少有人能做到「知其然，也知其所以然」，真正去弄清楚為何有效？又為何無效？到底是本身無效？還是個體差異或者操作方法不對。

這種習性展現到日常生活中，就表現為：如果要吃魚，理論上雖然崇尚「授人以魚，不如授人以漁」，實際上卻是「給我魚就行了，至於製作漁具和怎麼捕魚之類的事太麻煩，就別講了，我沒有那麼多時間」；而看病養生呢？也往往是「給我靈丹妙藥，立竿見影就好」。問題在於，人體是一個非常精密的系統，而且每個人都有個體差異，更要命的是中醫講究「辨證施治」，即便我們是在無病的前提下養生健體，也還是有必要根據自己的實際情況來操作。所以，我懇切地提醒翻看本書的讀者朋友，最好還是耐心地先從最基本的理論知識看起。

本書的重點，是利用對經絡的刺激去促進氣血循環，以此來養生。因此，作為非知名演員的「五臟六腑」、「氣血」、「經絡」、「穴位」等「當事人」先出來做個媒體見面會，將自己的來龍去脈、有什麼特點、扮演何種角色、在「養生大業」中發揮何種作用講清楚，是很有必要的。

# 一、五臟六腑

## 五臟六腑簡介①

一齣戲裡面，主角往往最早登場，因為他們戲份多，如果不早點出場讓大家熟知，大家就會摸不著頭腦。五臟六腑，就是我們養生這齣大戲的主角。五臟健康，身體才會健康；如果五臟六腑中的任何一個出了問題，哪怕只是一點小小的問題，我們就得住院或一輩子為其所苦了。

臟腑，是中醫特有的名詞，指人體幾大主要核心組成部分。在西醫裡面沒有「腑」這個概念，我們平時常聽到的「心臟」、「肝臟」、「胃」、「膽囊」等，西醫統稱它們為「器官」，而中醫則將其統稱為「臟腑」。如果把我們人體比作一個大型集成系統，五臟六腑大致上就相當於幾台功能不同的主機，它們各自發揮其作用，又服從整個系統的調配，適當調整各自的輸出功率和效用。中醫五臟六腑的觀念，是從整體的角度出發，各臟腑透過經絡系統，將全身各組織器官有機地結合在一起，透過反應、運化，構成人體複雜的生命活動。

具體來說，五臟為「肝、心、脾、肺、腎」，其特點為實質

注①：為了和「六腑」一一對應，五臟一般加上「心包」稱六臟，但我們自古以來老百姓口口相傳，習慣性稱五臟，所以此處還是稱「五臟六腑」。

性器官，主要功能是化生和貯藏氣、血、精與津液。六腑為「膽、胃、小腸、大腸、膀胱、三焦」，其特點為空腔性器官，主要功能是受納和腐熟水穀、傳化和排泄糟粕。這裡特意指出了實質性和空腔性之分，是有講究的，因為臟和腑外形的差異決定了它們在性質和功能上有很大的不同。《素問·五臟別論》說：「所謂五臟者，藏精氣而不瀉也，故滿而不能實；六腑者，傳化物而不藏，故實而不能滿也」。

簡單地講，五臟是實質性器官，主要功能是藏納精氣，精氣是珍貴的，不宜妄瀉，其狀態滿而不實，是指精氣充滿，有利於五臟的功能活動，但不應被有形之物充填其間；六腑是空腔，主要是提煉和運送飲食水穀和排泄廢物，這些東西都不宜停留，應不斷地向下傳送，以保持虛實更替、永不塞滿的狀態。打個很不恰當的比方，五臟就像中央銀行和財政局，那裡雖然沒有堆放著大筆現鈔，但是它有權發行鈔票做預算，而有錢之後各地經濟才能繁榮興盛；而六腑就像高速公路旁的收費站、印鈔廠和中轉倉庫，運載著鈔票，即五穀營養的車輛從此通過後，收費站就將其中的營養收取，並分配、轉運到需要的地方。

我們這裡所要了解的只有兩點：

一是「臟」和「腑」是兩種功能不同的臟器。臟腑互為表裡，在某些方面存在特定的對應關係。我們全書所要講的經絡實際上只是臟腑的附屬物，它們的主要作用就是聯結各個臟腑。十二經脈互為表裡，經脈中的「表」指的就是陽經，所屬內臟就是「腑」，「裡」指的就是陰經，所屬內臟就是「臟」。



二是中西醫所指的五臟並不同，起碼不完全相同。在西醫解剖生理學突飛猛進後，也由於現在西醫相對居於主流，所以一般人提及心臟、肺臟、腎臟等臟器，都是以西醫的解剖定位為主，遵循的也是西醫理論。然而，中醫早在千年之前就已定下人體的「五臟」與「六腑」，其位置和功能的理論與西醫有相當大的差異。

**表1　臟腑互為表裡表**

<table>
<tr><th colspan="2">內臟<br>經絡</th><th colspan="6">互為表裡</th></tr>
<tr><td rowspan="4">互為表裡</td><td rowspan="2">臟</td><td>心</td><td>肝</td><td>脾</td><td>肺</td><td>腎</td><td>心包</td></tr>
<tr><td>手少陰<br>心經</td><td>足厥陰<br>肝經</td><td>足太陰<br>脾經</td><td>手太陰<br>肺經</td><td>足少陰<br>腎經</td><td>手厥陰<br>心包經</td></tr>
<tr><td rowspan="2">腑</td><td>小腸</td><td>膽</td><td>胃</td><td>大腸</td><td>膀胱</td><td>三焦</td></tr>
<tr><td>手太陽<br>小腸經</td><td>足少陽<br>膽經</td><td>足陽明<br>胃經</td><td>手陽明<br>大腸經</td><td>足太陽<br>膀胱經</td><td>手少陽<br>三焦經</td></tr>
</table>

比如，西醫的「心臟」，主要是指心臟這個臟器本身，以及相關循環系統的功能；而中醫則不僅僅包含這些，還包括中樞神經系統，如精神、思維等。再比如脾臟，西醫的理論中主要負責人體免疫系統的功能，同時有儲藏血液的作用；可是中醫所講的脾，是主管消化與吸收的，還包括部分代謝及血液系統的相關功能……

整體而言，中醫的五臟不論從器官實體還是其功能，延伸範圍都要廣一些。直白一點講，西醫的五臟，就是五個器官和本身相關功能，而中醫的五臟，則不僅僅是這五個臟器，還包括更多的相關組織和功能。

所以，看這本書，或者理解中醫的五臟，絕不能和西醫的五臟劃上等號，因為中醫的五臟內涵更廣、功能更多。

那麼，中醫的五臟，到底都有哪些內涵和功用呢？

## 身體王國的宰相——肺

有一則關於人體器官的謎語，很有創意：「兩片葉兒胸中掛，吐故納新作用大。健兒水上顯身手，主宰沉浮全靠它。」您猜出是什麼了嗎？沒錯，謎底是「肺」。

由於肺尖接近肩膀，在胸腔，五臟中肺的位置最高，故稱「華蓋」（華蓋是古代皇帝等人出行時打得像傘一樣的東西，樣子類似荷花池裡出水的荷葉）。《黃帝內經》說：「肺者相傅之官，治節出焉」，「相傅之官」意思是輔佐君主的官職——相當於封它為「宰相」。其主要生理功能有三：一是主氣、司呼吸，二是主宣發和肅降，三是主通調水道。

肺主氣是肺臟最主要的作用，用我們現代的說法，就是透過肺的呼吸，吸入自然界的清氣，呼出體內的濁氣，吐故納新，以維持人體正常的生理活動。

所謂宣發和肅降是把水穀精微之氣與吸入的清新空氣，相結合而變為真氣，這種真氣聚於胸中而為「宗氣」，以貫注心脈，推動心脈的運行，維持肺的呼吸功能。如果肺主氣的功能正常，則氣機、氣血流通，百脈充盈，呼吸均匀，脈象匀和；若肺氣不足，不僅會引起呼吸功能減退，面且會影響宗氣的生成，因而出現呼吸無力、少氣懶言、身倦乏力等症狀。

所謂通調，即疏通和調節。古人認為水道是水液運行和排泄的途徑，大致相當於我們現在的循環系統和排泄系統。肺臟通調水道透過兩種方式，即「宣發」和「肅降」。「宣發」就是宣散、發散，指肺將一部分水液輸布到肌表，再透過汗腺分泌汗液，皮膚、毛髮揮發等散發多餘的水分；而「肅降」是指肺臟把廢濁之水下輸膀胱，保持小便通利而排出體外。如果排不出，則可能出現水腫，在西醫的角度都屬於腎臟和泌尿系統疾病了。



## 身體王國的將軍——肝

肝是人體的重要臟器，司理周身氣血的調節、膽汁的分泌與排泄、肌肉關節的屈伸、情緒的變動等。肝臟既貯藏有形之血，又疏泄無形之氣。古人用將軍征戰時的深謀遠慮比喻肝的作用，所以肝有「將軍之官」的稱號。

肝對應於木，木的性能是向上、向四旁舒展的，它的性格是剛勁的，所以肝性剛強躁急，喜舒暢悠遠，不可抑鬱。肝主「謀慮」，在志為怒。《素問・舉痛論》所說的「百病生於氣也。」就是對情志所傷影響氣機的調暢而言。肝疏泄正常才會氣機調暢、氣血和調，使人的心情舒暢、精神愉快；如果肝失疏泄則肝不舒、氣機不暢、精神憂鬱，憂鬱難解或開泄太過，陽氣升騰而上，則出現心煩易怒等症狀。所以有「怒傷肝」及「肝喜條達而惡憂鬱」的論述。

作為人體最大的消化器官，肝臟最大的功能實際上是消化和解毒。肝臟除了透過膽汁的合成而直接參與消化作用外，還因為肝屬木，木剋屬土的脾而影響胃腸消化吸收。另外，肝臟能促使很多有毒物質進行性質上的改變，並排泄出體外。比如眾所周知的酒，經過肝臟作用後，由酒精變乙醛再變為醋酸；如果酗酒過度，超出肝臟的解毒能力，便會導致酒精中毒。再比如，我們平時服用或透過注射進入體內的很多藥物，其實都具有不同程度的毒性和副作用，大多都是靠肝臟來解毒。

中醫還認為，「女子以肝為先天」，就是說肝與女性生殖功能有密切關係。因為肝脈與沖脈相連，沖為血海，主月經，所以如果肝血不足，沖任受損，女子就會出現月經不調、量少、色淡，甚至閉經等症狀。

## 身體王國的後勤司令官——脾

古人因為胃脾以膜相連，合稱為「倉廩之官」。倉廩就是米庫、糧倉的意思，「倉廩之官」負責營養供給，也就是說脾胃是人體中主管後勤保障、供養的器官，主要生理功能是主運化和統攝血液。

所謂「運化」，就是消化、吸收、運輸轉化的意思。脾主運化的功能包括兩個方面，一是運化水穀精微，二是運化水液。脾是營養物質的供應站，若脾運化精微的功能健全旺盛，將使身體營養充足，能維持人體進行正常生理活動的需求，所以古人稱「脾為後天之本」。如果脾的這種功能減退，脾失健運，就會引起消化、吸收和運輸障礙，出現胃口差不想吃，或者飯後腹脹、腹瀉等症狀。久而久之就會全身乏力、肌肉消瘦、精神不振等症狀。對於體內水液的吸收和運轉，脾有促進的作用。當脾氣虛或脾陽虛時，水濕運化失調可導致水濕停留，如停留於肌膚就會導致水腫，而停留於體腔如胸腔、腹腔則會導致胸水或腹水。因此中醫有「諸濕腫滿皆屬於脾」的說法。

脾主統血，意思就是說脾能統攝控制周身血液的流布，使之順著經脈正常運行而不溢出血管之外。在病態時，若脾氣虛弱則會出現氣不攝血，血失統攝的現象，喪失了統攝之力，血液就會溢出絡脈，導至尿血、便血、肌衄、崩漏等多種出血症。這種病理現象稱為「脾不統血」。

## 身體王國的君王——心

中醫認為，心是人體生命活動的最高主宰，《內經》說：「心者，五臟六腑之大主」，所以有「君主之官」的稱號，其最重要的生理功能是主神志和主血脈、主汗。

心主血，血行脈中，心與脈密切相連，脈是血液運行的通道，心有推動血液在脈管中運行以營養全身的功能。《內經》說：「心之合脈也，其榮色也」。這是由於面部的血脈比較豐富，所以心氣的盛衰，心與血脈的情況常可從面部的色澤反映出來。當心的功能健全、血脈通暢時，必然面色紅潤光澤，一副紅光滿面的樣子；而當心的功能降低、血脈空虛時，自然就面色蒼白無華，甚至面色發紺、青紫。

此外，中醫認為心開竅於「舌」，心火旺的表現除了口爛，還有舌紅生瘡、破潰、風痰阻絡、使舌體強硬且運動不靈活、說話產生障礙，並伴有小便短赤、灼熱疼痛等小腸熱證症候，叫做「心移熱於小腸」。這是因為，心與小腸透過經脈的絡屬構成表裡關係，二者經脈相聯，故氣血相通。

汗為心之液，心虛則盜汗、多汗。

## 身體王國的公僕——腎

在中醫裡，腎有「先天之本」之稱，實為人體生命之根。古人封腎為「作強之官」，這裡作強的「作」指工作，「強」指其負荷能力。「作強」有承重耐勞、堅韌有力之意，以此形容腎臟在人體生理活動中所扮演的重要角色。依據我們現在的看法，腎臟是個像駱駝一樣吃苦耐勞的好公僕，為人民做牛做馬，所有骯髒勞累的工作都自己扛。

腎臟的主要生理功能是藏精，主生殖與生長發育，主水、主納氣、生髓、主骨。腎主藏精，「精」可不單單是我們現代人所想像的男性精子，中醫裡，精包括先天生殖之精和後天水穀之精微，分別是生育繁殖的根本和維持生命的營養物質。腎把兩種精都貯藏起來，成為人體生長、發育、生殖之源。

主骨生髓，通於腦。因為脊髓上通於腦（這一點和西醫非常吻合），中醫稱「腦為髓之海」。中醫認為精能生髓，而腎主藏精，所以不管腦髓、骨髓，都有賴於腎精。只有腎精充足才能腦海豐盛，於是思路敏捷、記憶力強、聽覺靈敏、智慧絕倫，骨髓生發才有源，骨骼才能得到骨髓的滋養而發育健壯；反之，骨骼就會軟弱無力。此外，《靈樞・脈度》篇說：「腎氣通於耳，腎和則耳能聞五音矣。」如果腎精不足，則將出現耳鳴、聽力減退等症，老年人之所以多有耳聾、失聰等毛病，也往往是由於腎精衰少的緣故。

腎主水，主要是指它在調節體內水液平衡方面發揮極為重要的作用。一般認為，如果腎陰不足，小便則多，常見於尿崩症、糖尿病等，治療時應滋補腎陰。如腎陽不足，小便則少，多出現浮腫等症，治療時應以溫補腎陽為主。

腎主納氣是指腎有幫助肺吸氣和降氣的功能。中醫認為，呼吸既有賴於肺的肅降，又有賴於腎在下焦起攝納的作用。只有腎氣充足，肺得其滋助，才能氣道通暢，呼吸均勻；如果氣虛而不能納氣時，就會出現動則氣短，呼多吸少，上氣不接下氣。像我們日常生活中較常見的吸氣困難的喘息病，就稱之為「腎不納氣」，需要用補腎納氣的方法治療。

五臟六腑，從君王到宰相、將軍、後勤司令官等等全部班底都有了，我們人體這個小小的獨立王國，就這樣運轉了起來。

講解完五臟各自的作用和功能後，有必要強調的是，因為五臟六腑透過經絡聯通，所以它們可並不是像上述所說的各自為政，而是相互影響的。比如腎陰不足可引起肝陰不足，會導致肝陽上亢，出現頭痛、目赤、急躁易怒等症狀；反之，一方偏盛，也可導致另一方的不足，比如肝陽偏盛，下劫腎陰，形成腎陰不足，而同時出現腰困痠痛、遺精、耳鳴、五心煩熱、女子月經不調等症狀。

還有很多例子都告訴我們，五臟絕不僅僅只是機械地各顧各的，而是牽一髮而動全身的。比如，小腸發炎導致人的肩膀痠痛，尤其是天宗穴附近。很多人不明就裡，還以為自己是肩周炎或肩部肌肉勞損，其實這是因為小腸經出了問題。再比如，大腸經氣血出了問題，有時候就表現為鼻炎或咽喉炎，如果你僅僅只是去吞「喉片」，可能折騰了好久都不見好。

正因此，中醫才講究「辨證施治」，覺得西醫大多數時候「頭痛醫頭，腳痛醫腳」只是「治標」，而中醫偏要腰痛補腎才是「治本」。

而這些也正是本書的內在邏輯：因為各個臟器互為表裡，所以「內病外治」才有了可能；又因為各個臟腑之間有經絡相互聯通，彼此往往「一榮俱榮，一損俱損」，或者可以透過強化某個臟器的功能來弱化另一臟器導致的疾病——比如，肝木乘脾土，即肝（木）的生理功能失常，影響脾胃，導致消化功能紊亂，即肝氣犯胃（土），則臨床上見肝脾不和證。那麼治療時一般採取「培土抑木」（疏肝健脾）法，也就是治理胃部不適時，不單針對腸胃，還要疏理肝氣。也正是因為如此，我們才可以拍拍打打養五臟——透過拍打、按摩相應的經絡穴位來保健五臟，進而強身健體。

# 二、中醫之氣血

《難經・八難》說：「氣者，人之根本也」，說明氣對人體具有非常重要的作用。《素問・舉痛論》說：「百病生於氣也」，也指出了氣病的廣泛性。我們前面講過，拍打經絡能健身治病主要是因為可以「順氣」，打通氣血阻滯，改善人體的循環功能。像人體出現氣滯血瘀、氣虛血瘀、氣血兩虛、氣不攝血、氣隨血脫等問題，基本上都可以歸結為「不通」——所謂「通則不痛，痛則不通」，氣血不通不暢導致五臟六腑缺乏營養和氧氣，當然就病不遠矣。所以，我們講經絡健體，首先要講「氣」。

## 呼吸與氣

曾經聽到一位禪師講過一句很有意思的話：人來到世間，是來受苦的，於是就不願意來，所以一出娘胎，首先就「哇」的一聲哭起來。佛家的說法，總是帶著點玄祕色彩。人出生時啼哭的背後邏輯是否果真如此，我們不好確定，但這卻強調了一個重要的生理現象：呼吸。正是這一聲哭，新生兒開始呼吸了。



我曾經在序言裡面提及，對於我們人體而言，食物和營養、水、空氣都是必不可少的重要物質。儘管都不可或缺，但需求的緊迫程度還是有所區別——如果缺乏食物和營養、水，好歹可以熬上幾天；而如果缺少空氣，幾分鐘就撐不住了。想想我們出生的第一件事就是透過哭泣打開呼吸通道，呼吸的重要性由此可見一斑。

從西醫的角度來講，呼吸主要是吸入氧氣，排出二氧化碳，以及與此相關的維持人體體液酸鹼平衡；從道家的角度，呼吸的實際作用是吐故納新，簡稱「吐納」，是道家養生之本，意為口吐濁氣，鼻吸清氣，以除疾病，這個延伸範圍就比西醫要略微廣一些。而中醫範疇裡的呼吸更是牽涉了氣、血、津、精，延伸範圍更廣、更複雜。

## 四氣

中醫將氣分得很細：有熱氣、寒氣、燥氣、濕氣、實氣、虛氣、鬱氣、滯氣、通氣等等，還有元氣、宗氣、營氣、衛氣、精氣、血氣、神氣，以及心氣、肺氣、肝氣、腎氣、脾氣等等，不一而足。這裡面有些是致病的原因，有些是得病的表現，有些是從生理功能方面去劃分，還有些乾脆以所在臟器命名——您看，肝氣、腎氣之類，和汽車引擎、飛機引擎之類何其相似！

這些「氣」歸納起來，主要有兩種涵義：一是構成人體和維持人體生命活動的精微物質，如呼吸之氣、水穀精氣等；二是臟腑、經絡組織的功能活動，如心氣、肺氣、經氣等。由於其不同的來源與功能特點，因此就有不同的名稱，主要的有元氣、宗氣、營氣、衛氣。

元氣也叫真氣、原氣（我們常看到的武俠小說中某個武林高手內功高，或者用內家真氣替人打通經脈及療傷，估計說的就是這個）。它屬先天之氣，來源於父母，為先天之精所化生，藏於腎，運行於三焦（三焦分別為上、中、下焦，也就是頭、軀幹和下肢全身的合稱，是中醫裡廣義的循環系統）。元氣的主要功能，是推動人體的生長和發育，溫煦與激發各個臟腑、經絡等組織器官的生理活動。所以，元氣是人體生命活動的原動力。

宗氣為後天之氣，是由肺吸入的新鮮空氣和脾運化的水穀精氣結合而成，積於胸中。它的主要功能有二：一是出喉嚨而行呼吸；二是貫注心脈而行氣血。簡單地說，它主管含有氧氣的血液循環，所以像語言、聲音、呼吸的強弱、氣血運行是否正常等問題都與宗氣的盛衰有關。當我們肺功能不佳的時候，一般就是「宗氣」不足。

營氣主要是由脾胃運化的水穀精微所化生，是水穀精微中富有營養的物質。它分布於脈管之中，主要功能是化生血液以營養人體，也稱陰氣。

衛氣是宗氣宣發於脈外的氣，主要功能有三：一是衛護肌膚，抗禦外邪入侵；二是控制汗孔開合，調節體溫；三是溫煦臟腑、潤澤皮毛等。衛氣屬於陽氣的一部分，故有「衛陽」之稱。

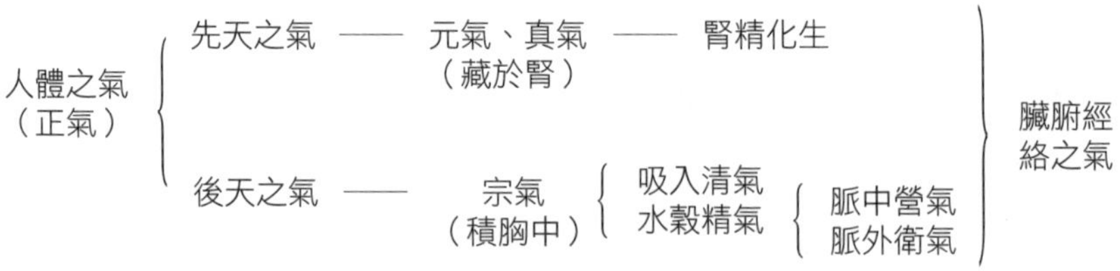

人體之氣（正氣）
- 先天之氣 —— 元氣、真氣（藏於腎） —— 腎精化生
- 後天之氣 —— 宗氣（積胸中）
  - 吸入清氣
  - 水穀精氣
    - 脈中營氣
    - 脈外衛氣

臟腑經絡之氣

**圖1　氣的種類與分布示意圖**

總結一下：中醫理論的元氣屬於「命門之氣」，行走三焦包含整個循環系統，是氣血循環的原動力。宗氣大致等同於我們現代西醫心血管系統的動力裝置，宗氣不足則意味著心臟功能不佳；營氣是胃腸系統轉化的營養能力，衛氣是肝、膽、脾及淋巴系統的免疫能力，它們中的某一樣不足則意味著相應的消化或免疫系統出現了問題；營氣和衛氣透過循環系統交換和整合成宗氣，宗氣不足則意味著肺臟功能不佳。

## 血

血是運行於脈管中的紅色液體，有著很高的營養和滋潤作用，這個對我們現代人來說已經是常識了。只不過，中醫認為，血不僅僅是心臟搏動所推動的，還必須依靠氣來推動，順著經脈運行全身，維持臟腑組織器官的正常功能活動。

血液的主要來源，中醫認為是由脾胃所攝取的水穀精微，化為營氣，經過肺的作用後，貫注心脈而成。《靈樞．營衛生會》篇說：「中焦受氣取計，變化而赤，是謂血」。所以從這個角度來講，中醫稱脾胃為氣血生化之源。此外，腎取五臟六腑之精而藏之。精能生髓，髓可生血，於是又有「精血同源」之說。按照我們現代人的觀點，紅血球由人體的紅骨髓所生發，由血漿溶解和攜帶各種營養物質和激素，再由其中的血紅蛋白攜帶氧氣，白血球殺菌消毒，和中醫所言是基本吻合的。只不過古人沒有我們現代的精密儀器，沒辦法將紅血球、白血球，以及食物如何消化、轉化為營養的過程研究得很仔細，因此籠統地將其歸之於四氣和血液，有點眉毛鬍子一把抓罷了。

正因為血在脈中循行，內至臟腑，外達皮肉筋骨，循環、運行不息，不斷地對全身各臟腑組織器官發揮營養和滋潤的作用。因此，若血不足，便可能引起全身或局部血虛的病理變化，出現頭暈、目眩、面色無華、毛髮乾枯、肌膚乾燥、四肢麻木以及驚悸、失眠、多夢、健忘等病症。

血和氣的關係非常密切。血的生成和運行，有賴於氣的化生和推動，故稱「氣能生血」、「氣為血帥」；而氣的生成和作用，又有賴於血的滋養，且氣必須依附於血才能運行，故又稱「血為氣母」、「血能載氣」。正因為氣血之間相輔相成，所以在病理上也常互相影響。《素問．調經論》說：「血氣不和，百病乃變化而生」。比如，氣滯可導致血瘀，氣虛可引起血虛，反之亦然。

## 氣與味

氣和味都是物質的本質屬性，所以我們中國人講人與人很相似時，喜歡用「氣味相投」來形容。在人體的生理運轉過程中，氣和味也必不可少，它們都是維繫人體功能的基本物質。同一種食物，它具有特定的「氣」和「味」，如果我們人為的從功能的角度去分，「味」展現為營養功能，「氣」就像成事的幕後推手。

《素問．六節藏象論》曰：「天食（飼，供給）人以五氣，地食（飼，供給）人以五味，五氣入鼻，藏於心肺，上使五色修明，音聲能彰，五味入口，藏於腸胃，味有所藏，以養五氣，氣和而生，津液相成，神乃自生。」這句話的意思是，我們所吃的東西有氣又有味，人體除了從飲食中取得五味來滋養人體外，還要從自然界中取得五氣來保養人體①。

「味」是事物的本質屬性之一，就像我們吃飯攝入的胺基酸、維生素、葡萄糖及各種營養物質，都有各自不同的味道。但是光有五味還不夠，就像有了鋼筋、砂子、水泥、水，若它們都各自堆放在一邊，就不能成為一棟房子一樣，必需要有攪拌機攪拌合成水泥漿、壓力幫浦澆築，才能成為大樑、框架和牆壁。而「氣」就類似於壓力幫浦和攪拌機的作用，它把五味運轉到需要的地方去發揮作用，這樣我們人體各個臟器才能有序地工作，保持身體健康。

正因為「味」屬於營養範疇，所以我們平時飲食一定要注意保持營養充分和營養均衡，這樣飲食入口，才能藏於胃腸，經過消化，由「氣」輸送到各處發揮作用。如果營養不足，比如缺乏維生素A導致夜盲症，再怎麼練氣、按摩經穴加快氣血循環都沒用，這就是我們按摩經穴的局限。

注①：正是基於此，我們這套書才分為《五色食物養五臟》和《拍拍打打養五臟》兩本。《五色食物養五臟》實際上是透過五色五味食物搭配養五臟，《拍拍打打養五臟》實際上是透過刺激經穴促進氣血循環、神經內分泌的作用養五臟。

但是，反過來說，如果「氣」不足，或者不順，「味」再多也沒用。就像腦栓塞，一個血栓把血管通路給堵死了，營養物質等等都運不過來，也只有望天興歎。而此時，正是我們經絡按摩一展身手、大放異彩的時刻。

所以，我們本書雖然主講「順氣和血」，老王賣瓜之餘，也必須提醒廣大讀者朋友注意，經穴按摩大有其效，尤其是對於循環系統而言更有奇效。但是，它也不是萬能的。

## 六氣

看了上述各種氣血的講述，可能有的朋友就會有點小小的疑惑了：這些氣，既包括動力，又包括營養，還有消毒殺菌的免疫力，都是好東西。既然這麼好，好的這麼完備，那人又為什麼會生病呢？

其實，這個問題，現代醫學也沒辦法完全回答。比如肺結核，我們知道它的病因是結核桿菌侵蝕肺組織，導致本來鼓鼓的、有彈性的小肺泡纖維化或質變，沒辦法進行正常的氣體交換工作。這算比較完整的回答了，但是，諸如高血壓、糖尿病、腎功能衰竭、腫瘤之類——為什麼會得這些疾病呢？我們現代醫學也沒辦法完全解釋，只能說可能與血管、細胞異化等等有關，還要繼續研究。

古人所處時代的科技比現在落後得多，他們分不清楚結核桿菌和流感病毒的區別，也分不清楚支原體肺炎和衣原體肺炎的區別，這很正常。所以，他們根據所觀察到的明顯的自然現象，將人體致病的原因歸於「六氣」，即風、寒、暑、濕、燥、火六種致病因素。古人認為，這六氣的正常運行變化，有利於萬物的生長變化，但如果六氣太過或不及，則氣候反常，在人體抵抗力低下時，就能成為致病因素，則稱「六淫」或「六邪」。

六淫可單獨作用而致病，比如，我們常說的「中風」和「上火」；也可二、三種邪氣同時侵襲人體致病。如風寒感冒、風熱感冒、濕熱黃疸、風寒濕痺等。不僅如此，其彼此之間還可以互相轉化，如風寒不解入裡化熱、熱邪不解耗傷津液可化燥、熱極生風等。在這些的基礎上，辨證施治，熱者寒之，寒者熱之，陰陽調和，最終確立了中醫的體系。

但是這些對於我們普通讀者來說，就實在是太麻煩了。而且很多人因此而詬病中醫的科學性，比如感染了肺結核，不管我們如何針刺、艾灸、調和陰陽，都沒辦法治癒。我們不得不承認，中醫的確有其局限性，但是，如果從辨證的角度來看，局限性的反面是有效性，我們不能因為洗澡水髒了，就連澡盆裡的孩子也一起潑掉。

比如，對於「上火」的處理，中醫就很有效。大家一定都有過這樣的經驗，每到秋初，皮膚就乾燥得很，臉上的痘痘就不停地冒，或者鼻孔出氣如火。對此，西醫是沒有什麼好辦法的，而中醫則稱之為「秋燥」，透過相應的涼性、寒性食物來潤燥去熱，透過相應的經絡按摩疏通，使熱氣排出體外，不打針不吃藥，效果相當好。

即便是中醫的確有其局限之處，古人雖有局限，卻也未必全無認識。比如對於流感，有人就說，明明是流感病毒，中醫卻做出什麼「風熱」之類的解釋，這不是貽笑後世嗎？其實，我們深入揣度一下，「風」字裡面是有個「蟲」——「虫」字的，也許古人早就意識到導致感冒的緣由就是「風氣」中的「蟲子」呢！這誰又能說得清呢？

因此，正確的態度應該是理性地繼承和發展，中醫中一些有益的思想和技術，我們依然可用。比如經絡按摩，我們無需誇大其作用，但也的確有必要正視，利用其在強身健體、預防器官衰老、改善氣血循環，治療慢性病，尤其是循環系統和神經、內分泌系統方面的作用。

所以，中醫之氣血，並不是簡單的「氣血」。當大家看到中醫的「氣血」時，腦海裡想到的應該不僅是有形的人體各個系統的功能物質和原材料、有形和無形的導致人體生病的各種因素，更有無形的臟腑的功能活動、原動力、免疫力等等，而不單單只是我們常說的空氣和血液。

而我們拍打按摩經絡，就是透過改善氣血循環來刺激神經和內分泌的功能，以此改善和增進我們的健康。

## 延伸閱讀　意志力與精神

我們中國人的日常用語中，與「氣」有關的詞語非常多。

比如，國家民族有大喜事或壯舉為「氣壯山河」、「揚眉吐氣」；形容一個人目標遠大叫有「志氣」，堅忍不拔叫有「勇氣」，奮發有為叫「朝氣」，萎靡不振叫「暮氣」；得意時「意氣風發」、「趾高氣揚」，失意時則「垂頭喪氣」；機遇好為「運氣」，倒楣了叫「晦氣」；高興時「喜氣洋洋」，難過時「唉聲嘆氣」；心情不好要「發脾氣」，發怒時「氣沖斗牛」，甚至遭受冤屈時也「怨氣沖天」……總之，「人爭一口氣，佛爭一炷香」。

縱觀全世界其他國家和民族，再沒有人像我們中國人這樣，這麼注重「氣」了。上述這些「氣」，我歸結為精神和意志力，並認為它們與人的健康息息相關，此處有必要提及。也許有人會反駁：第一，歷代中醫典籍和方家，從來沒有人這麼歸納過，把這些納入醫學範疇，於理不合；第二，所謂精神和意志力，實在太過虛無而不可靠，完全是唯心論，這簡直是在宣揚「偽科學」。

這種反駁也有其道理，但是從臨床實驗來看，這股「氣」雖然看不見摸不著，也不屬於中醫「四氣」，卻對人體健康、疾病的康復意義重大。按照有些人喜歡拿中西醫類比的解釋，這屬於「安慰劑」一類的範疇。西醫已經做過實驗，在患者不知情的情況下，用維生素片替換安眠藥，同樣可以達到安眠的效果，這就是心理暗示的安慰劑作用。



我在臨床中也常碰到這種情況。比如，有個中年患者，因大腿根部疼痛來就診，照完X光片後，發現股骨頸處很像癌症轉移灶，於是建議他繼續拍胸部X光片，果然發現肺部的原發灶，而後繼續檢查，確診是肺癌向股骨頸轉移。這位患者是個五十多歲的農民，身體很壯實，自己一個人來的時候精神很好，有那種勞動者才有的紅光滿面。可是確診一星期後，再過來複診時已經不能自己走路，需要兒子和老伴攙扶。兩個多月後，聽他兒子告訴我，他父親已經過世了。我常想起這個患者，如果不是心理受創，他的股骨疼痛應該不會導致他在一星期之內完全不能行走；同樣地，如果不是精神垮掉，沒了那股「氣」，他多活半年其實不會有任何問題。短短兩個月內就走了，從某種程度上講，主要是他自己失去了勇氣，也是我的確診害了他。

同樣的事情，又有一起例子：我自己的一個親戚，病因是腎功能衰竭。剛入院的時候，因為不知道腎功能衰竭到底有多嚴重，還有說有笑、氣色不錯。然而，她的先生糊裡糊塗，一下就把雙方所有的親戚都通知過來，包括老家的一些遠親和老人，都冒著風雨趕了過來。一下子病房、走廊就全是她們家的親戚。她也不傻，一看這陣仗，馬上就意識到自己身體出了大問題。中午的時候，就突然暈了過去……用她後來的話說，感到很憋氣，堵得厲害，眼睛一黑就暈了過去。從此以後，人一下子瘦了很多，形容憔悴。這，其實也是一個比較典型的「氣苦」、精神苦悶和瓦解導致身體狀況急遽變差的例子。

這樣的例子很多、很常見。當然廣大讀者和醫學、其他學科專家可以說我這是「偽科學」，但不可否認，不僅僅是患者，對於我們健康人，這股「氣」也意義深遠。這展現在我們的經絡按摩時的作用就是，只要你確信按摩對你的身體保健有好處，它就必然會有作用；當你半信半疑或根本不信，卻又硬著頭皮學按摩的話，如果效果差強人意一些，那也很正常。就像你根本就不信任的醫生為你對症治療，可能比一個你非常信任的醫生不完全對症治療的療效、康復程度或預後還差，是一樣的道理。

# 三、五行相剋相生

我們說，人體相當於一個小小的王國，五臟六腑各司其責，相互協調合作，保證我們身體王國的正常運轉。心為君主，肝是將軍，肺是丞相……各司其職，表面上看起來，確實井然有序。

但是，有人的地方就有江湖，有江湖就會有紛爭。既然人體是個小小的王國，王國裡有各色人等，它們當然也會有各自的利益和需求，也免不了相互衝突。因此手握大權的將軍侵犯弱勢宰相的權利、強勢的宰相收繳將軍的兵權乃至篡奪君主的帝位、後勤司令官被繁重的公務壓垮了、公僕罷工了……這些事當然都有可能，並在特定的時候發生。說到這裡大家也應該明白了，每當這些「非常態事件」發生時，往往就是我們生病和某些臟器出現問題的時候。

前一章也曾說過，人體是個動態平衡系統，也就是說即便發生這些非常態事件，我們人體也可以透過自身調節或引進外援（醫、藥）的作用來導正，重新達成五臟六腑各自功能和相互關係的正常化，於是我們恢復健康。

可能有些朋友就會問了，那麼它們到底是怎麼達成這種動態平衡和互動的呢？這個，我們古人老早就有了一套理論，叫「五行相剋相生」。



## 什麼是五行

所謂五行，「行」是運動，即是木、火、土、金、水五種變化運動的物質，是古人為了說明自然界的一切現象而產生出來的。具體運用到養生方面，中醫將肝、心、脾、肺、腎等五臟與上述五行分別一一對應起來，因為古人覺得五臟正好符合五行的屬性。

對於五行中每一行所包含的屬性，即具體所指，是必須弄清楚的，否則，就無法理解中醫學的養生觀。以下將大致說明五行中各行的屬性：

木對應肝，代表生氣旺盛的——「木曰曲直」，其性剛勁，木的性能是向上、向四旁舒展的。

火對應心，代表炎熱的、向上的——「火曰炎上」，一切火焰都是向上燃燒的。

土對應脾，代表具有營養作用的——「土曰稼穡」，因為土是萬物之母，沒有土萬物就不能生長。

金對應肺，代表具有摧殘殺傷作用的——「金曰從革」，武器都是金屬做的，這個道理很好懂。

水對應腎，代表寒冷的、向下的——「水曰潤下」，水都是往低處流的。

中醫中的這五行，不僅對應於五臟，還對應相應的方位、季節等等。具體見表2。

**表2　五行對應關係表**

| 五行 | 木 | 火 | 土 | 金 | 水 |
|---|---|---|---|---|---|
| 五色 | 青 | 赤 | 黃 | 白 | 黑 |
| 五臟 | 肝 | 心 | 脾 | 肺 | 腎 |
| 方位 | 東 | 南 | 中央 | 西 | 北 |
| 氣候 | 風 | 熱（暑） | 濕 | 燥 | 寒 |
| 季節 | 春 | 夏 | 長夏 | 秋 | 冬 |

（續表）

| 九竅 | 目 | 耳 | 口 | 鼻 | 二陰 |
|---|---|---|---|---|---|
| 五志 | 怒 | 喜 | 思 | 憂（悲） | 恐 |
| 其藏 | 魂 | 神 | 意 | 魄 | 志 |
| 五音 | 角 | 徵 | 宮 | 商 | 羽 |
| 五臭 | 臊 | 焦 | 香 | 腥 | 腐 |
| 五味 | 酸 | 苦 | 甘 | 辛 | 鹹 |
| 五液 | 泣 | 汗 | 涎 | 涕 | 唾 |
| 五體 | 筋 | 脈 | 肉 | 皮毛 | 骨 |
| 其腑 | 膽 | 小腸 | 胃 | 大腸 | 膀胱 |

如何看這張表呢？

簡單地說，比如木行和春天、東方、向上的運動方向、青色、酸味等相對應，在臟為肝；那麼具體應用上，春天萬木發春，在生長化收藏的過程中，屬於「生」的一環，養肝的時間最好就在春天，吃青色食材，酸味食品；春季多風，結合人體肝臟性喜條達舒暢，象徵著木和春的情況。而五臟中的肝和六腑中的膽是表裡關係，在竅為目，也就是肝開竅於目，所以肝臟損傷或有問題從眼睛就可以看出來；在五體中主筋，故肝病每多出現目病或抽筋（痙攣）的症狀；而其志在怒，就是在五志中主怒，怒傷肝，這個大家都很熟悉，因為我們常常說一個人大發脾氣叫「大動肝火」。為什麼「大動肝火」就傷肝呢？因為肝對應於木，火燒起來自然就把木頭燒壞了；為什麼容易動肝火呢？因為木生火……把以上這些自然現象和生理、病理現象聯繫在一起，就可以把木、春、肝、膽、目、筋、怒、青等一系列的事物和現象，歸屬於木這一類之下，形成了一個系統。

其他，像火行對應夏天、南方、浮在上方的運動方式、紅色、苦味、在臟為心；土行對應長夏、中位、上下左右運動兼有、黃色、甘味、脾臟等等，讀者朋友可以像分析「木行」那樣自己去分析琢磨。

## 相剋相生

五行之間的關係不是固定的，而是一種動態平衡。五行的動態平衡，表現為生剋制化、相乘、相侮，說起來比較複雜，簡言之就是相剋相生的各種轉化及其過程，在這個過程中達成一種平衡的結果，平衡了，就一切正常了，健康了，否則，人心裡不平衡，就「不平則鳴」要生氣，討公道或出氣弄出事端；氣候不平衡，就會出現災禍；我們的桌子傾斜不正了，放在上面的杯子就會掉下來；而五臟六腑不平衡，人自然就會生病。

為什麼會有相剋相生呢？也是為了達成平衡，必須要相剋相生。就像我們小時候玩過的剪刀、石頭、布遊戲，更確切一點的例子是自然界中雞、老虎、棒子、蟲之間的相剋相生——棒子打老虎，老虎能吃雞，雞可以吃蟲，蟲可以啃掉棒子。如果這幾者之中哪一個太多或滅絕消失，那就大事不妙了。假如沒了棒子，老虎就無法無天，大吃特吃，當雞都被吃光，自己也就被餓死。所以，必須達成一種平衡，我們中醫養生的核心觀點就是講究平衡（其實西醫講電解質平衡等也是如此）。

## 相生

生，含有滋生、助長、促進的意義。五行之間，都具有互相滋生、互相助長的關係，這種關係簡稱為「五行相生」。

五行相生的次序是：木生火，火生土，土生金，金生水，水生木。在五行相生的關係中，任何一行都具有（它）生我與我生（其他）兩方面的關係，也就是母子關係。生我者為母、我生者為子。以水為例，生我者為金，則金為水之母；我生者是木，所以木為水之子。其他四行，以此類推。由於肝屬木，心屬火，脾屬土，肺屬金，腎屬水，結合五臟來講，就是肝生心，心生脾，脾生肺，肺生腎，腎生肝，產生滋生和促進作用。

如何理解呢？木生火，這個道理小孩都懂，木柴燃燒生火；火生土，火燒成的灰燼就是土；土生金呢？我們的礦物質和人人都喜歡的黃金、白銀不都是來源於土嗎？金生水，鋼鐵廠的金屬熔化後鐵水奔流；水生木，比如最近有地方鬧旱災，沒有水樹木都枯死了。再循環到木生火——古人鑽木取火……

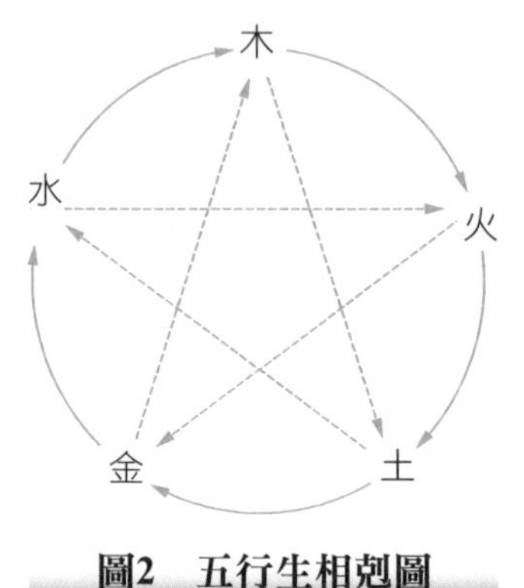


**圖2　五行生相剋圖**

→ 表示相生
⋯→ 表示相剋

為了大家記憶方便，可以參照表3進行想像記憶。

**表3　五行相生想像記憶表**

| 五行相生 | 想像記憶 |
|---|---|
| 木生火 | 古人穿著樹葉裙鑽木取火 |
| 火生土 | 小時候沒有瓦斯，木柴燒過的灰燼變成泥土 |
| 土生金 | 南非的黑人兄弟在泥土裡挖礦淘金 |
| 金生水 | 鋼鐵工廠中鐵水奔流 |
| 水生木 | 一陣春雨後，竹筍都冒出來了 |

運用到養生治病上又怎麼應用呢？比如，水生木，對應於五臟保養和治療就是腎生肝，腎精能滋養肝脾不和證，即「水能生

木」。當「腎水」不足時，肝木失養，病人出現「肝陽上亢」等水不涵木的病症，治療時要滋水涵木，這樣一來肝陽上亢的症候就可以得到改善。再比如，脾益肺（土生金），脾對應土，主消化系統，負責提供人體所需的各種營養。脾氣健運，將飲食精微運輸給肺，這樣我們才有生命力，有呼吸，有「氣」，所以說土生金（肺）。當脾虛精微不升，廢濁不降，容易產生痰濕，出現痰多、咳嗽等肺部症狀，治療則需健脾化痰，因此用「培土生金法」 健脾補肺，事實上，中醫用健脾以治療肺虛的疾病，往往能取得較好的效果。

## 相剋

所謂相剋即相互制約、排斥或克服，五行之間，都具有相互制約、相互克服，相互阻抑的關係，古人借五行相剋的關係來說明事物有相互拮抗的一面。具體是：木剋土、土剋水、水剋火、火剋金、金剋木。結合五臟來講，就是肝剋脾，脾剋腎，腎剋心，心剋肺、肺剋肝，前者對後者發揮制約和阻抑的作用。

為了便於理解，可以參見表4進行想像記憶。

**表4　五行相剋想像記憶表**

| 五行相剋 | 想像記憶圖 |
|---|---|
| 金剋木 | 鐵絲纏在樹幹上，樹木就無法生長 |
| 木剋土 | 退耕還林防泥土鬆脫、山體滑坡 |
| 土剋水 | 兵來將擋，水來土掩 |
| 水剋火 | 消防員用高壓水槍滅火 |
| 火剋金 | 鋼廠高爐點火，鐵水奔流 |

這裡所說的相剋，都是指正常情況下。實際上，事情遠非如此簡單。還有兩種類似相剋，但又不是相剋的病理狀態，比如相乘和相侮。

「乘」是乘襲的意思，相乘與相剋的次序也是一致的，即木乘土，土乘水，水乘火、火乘金，金乘木。簡單來說，相乘可以理解為超過正常範圍和一定界限的相剋，所謂「積威之下」，超過一定的限度之後，結果又和正常的相剋有所差異。

比如木剋土，土生金，金剋木，是正常的，可以達成一種平衡。但是當木氣太過，也就是木把土剋得太厲害後，即過強的木剋土，土被乘更虛，而不能生金，這就不是正常狀態了，這時候金就不能對木加以正常的制約，故金虛弱，無力制木。

「侮」，是欺侮的意思，也可以說是反侮。直白一點講，就是反剋。如果說正常的相剋是上級訓下級，相侮就類似於下級訓上級，這當然也是一種反常。從五行生剋規律來看，同屬病理的反常現象。相侮的次序與相剋相反，即是：木侮金，金侮火，火侮水，水侮土，土侮木。打個比方，水氣有餘，便剋害火氣，這是正常的相剋；土剋水，我們小時候課文裡學過，大禹的父親鯀治水之初，用息壤堵住洪水，這是正常的相剋。但是，後來洪水水勢太大，沖垮了堤壩，此種情況就是所謂的侮土，此時土不僅剋不了水，反而被水給剋了，這就是五行相剋中的相侮。同樣地，如果水氣不足，則土來乘之，火來侮之，這都是由於「太過」和「不及」而出現的反常現象。

其實，所謂相剋相生、相乘相侮，我們日常生活中有個不是很貼切，但是相似的例子——店大欺客，客大欺店，但是另一方面，開店離不開客戶，客戶也需要有店才方便。所以說到這裡，又回到了老話題：平衡。

養生之道，重在平衡。不管是中醫講究的陰陽調和、五行相剋相生地達成平衡，還是西醫學的細胞異化大量分裂增殖癌變，或者用藥劑量不足無法殺死病菌，都是要追求和諧、協調。多了就「相乘」固然不好，少了就有可能「相侮」，也不行，我們一定要恰到好處地「損有餘而補不足」。至於如何做到「恰到好處」？這就要靠經驗和技術了，有賴於我們自己多學習、摸索和實踐。

## 相剋為搶 相生為養

上面所述，的確能自圓其說。但是，有些讀者可能還是有疑問：如果只是講「金剋木」、「水生木」，鐵絲把樹纏死了，澆了水後樹能夠生長，這些當然好理解。可是，對應的臟器實際運作起來，比如金所對應的肺是如何「剋」了木所對應的肝、腎水又是如何生肝木的呢？

確實，以往的中醫古書也好，現在流行的解析中醫的養生書也罷，對此都少有解釋。很多讀者因此而覺得中醫難以自圓其說。

其實，我們換一種說法，就很容易理解。我們前面說了，各個臟器都有其功用，能產生或交換一些功能和營養物質；同時，它們自身的運轉也需要消耗相應的營養和功能物質。就像一個家庭內部，有個驕橫慣了的小兒子能優先搶奪本應分給其他兄弟姐妹的各種資源，那他在獲取資源方面，是不是其他兄弟姐妹的「剋星」呢？一個孩子，小時候就靠父母源源不斷地供養才能長大成人、成才，這是不是「生養」？

所以，五臟間的相剋相生，實際上「剋」就是對生存資源的搶奪，「生」就是對生存資源的供養。回到我們本書的中心「氣血循環」和「經脈」，因為五臟之間是透過運化、吸收、輸送、分享與製造合成「氣血」來產生關係，它們之間相互搶奪和供養的物質也就是「氣血」。

具體來講，相生為養，即氣血巡行經過「母」經脈後，產生的穀物精微物質更適合「子」經脈利用；相剋為「搶」，即氣血經過此經脈時，此經脈毫不客氣地「雁過拔毛」，先自己截留、利用了精微物質，導致彼經脈所得的精微物質不足，那麼就相當於斷了另一條經脈的生路，得不到營養和補充的彼經脈（臟器）就只好因營養不良而衰弱，甚至死亡了。

我們在「五臟六腑」那一節曾說人體是一個獨立王國。既然是王國，也存在預算和分配問題。因為「肺朝百脈」，所以五臟六腑誰該領哪些氣血、領多少，什麼時候領，什麼時候傳給大家，都由宰相肺來嚴格分配和執行（也正是因此，所以每一個經脈和臟器都有各自的氣血充盈和輪轉時刻，我們後文講「十二經脈」時會提及）。但是，鑑於人體這個小王國並非人人平等，而是誰的拳頭大，誰就能享有特權，做不到資源共享、各臟器間完全「按需分配」，所以必然會有某些臟器急需某類物質而被給予特權，或者某些臟腑實力不夠「人善被人欺」，爭不過其他器官，因此也就造成計畫趕不上變化，資源就必須重新調整和分配。若調整不及，臟器之間就會按相剋相乘的關係，去搶奪他人氣血。如果長期如此，那些搶不過別人的臟器，就會像那些得不到政策、資金扶持而衰敗的城市一樣，因為得不到足夠的營養和功能物質供給，而逐漸衰弱甚至「病」下來。這也就是為什麼中醫在治療一些疾病的時候，不光是治療有問題的臟器本身，還會治其母（比如，土生金，那麼土就是金之母；相應的，脾是肺之母，治肺往往不光治肺本身，也要健脾，這就是所謂的「培土生金法」）的原因，這才能標本兼治。

也正是這個原因，我們在後面教大家自己就相關疾病配穴時，除了有與疾病所屬的臟器直接對應的腧穴，往往還會有一個「母穴」。

至於為什麼是土生金，金剋木，也即脾養肺，而肺在特定時候會搶奪肝的生存資源呢？這些問題就說來話長了，而且與本書的重點經絡按摩關係不大，這裡就不再講了，有興趣的讀者可以自己去查閱相關資料。

# 四、謎一樣的經絡



前面講了中醫的五臟和氣——五臟各自產生不同的氣血，除了將自己生產的氣血輸送給其他兄弟臟器外，也需要兄弟臟器的氣血來維持運轉和發揮作用。只有氣血的生產、分配和運輸都正常，我們的身體才能保持健康。

那麼，氣血從什麼途徑去運輸呢？答案是經絡。

如果說五臟六腑是城市據點、主機和配送站，氣血是原材料、功能物質及運輸車輛，那麼經絡就是縱橫交錯的高速公路，而且是能自動調節路面寬度和承載能力的公路。按照我們現代人所能理解的說法，經絡的作用大致相當於西醫的循環、神經、免疫和內分泌幾大系統的綜合。

## 謎一樣的經絡

二千多年前的《黃帝內經》說：「經脈者，所以決生死，處百病，調虛實，不可不通」，也就是說，二千多年前古人已經確定有經絡存在了。但是，即使借助現代的解剖方法和顯微鏡，我們仍然在經絡的視覺化問題上束手無策。因此有人據此提出，既然它看不見、摸不著、測不清，那怎麼證明它存在？有人更據此質疑透過經絡治病的科學性。



確實，儘管臨床實踐中透過經絡按摩或穴位針灸治好了很多疑難雜症，但多少給人一種比較不科學的感覺。我們現在做研究或臨床實驗，都是透過古書上畫的經絡圖來看經絡位置和走形，而不需要我們自己去一一查找。這裡問題就來了——我們現代人有X光、超音波探查手段，有各式各樣的監視器和分析儀都無法找出經絡，古人又是如何確定這三百六十多個穴位和十二條經絡的呢？

打個比方，西醫確定人體各個器官的位置、大小，是透過逐一解剖人體，然後統計、標注；像元素週期表，我們大家都知道，五十年前的元素週期表、三十年前的元素週期表都不相同，許多元素都是人們慢慢發現後進行添補的，現在科學家們還在用高速電子對撞或打靶，以期發現更多新元素。這些，證明了一個研究和發展過程，我們古人大概也是這樣慢慢發現那些穴位或經絡的吧？但是，他們是如何發現的？首先確定的穴位或經絡是哪一條？然後又是哪一條呢？我們從任何古籍都找不到相關記載和這種演進過程的描述。它們就像是天上掉下來的一樣，而我們後人拿到手的是直接的研究成果。

因此，我認為，人類的認知本來就有限，我們不能因為自己找不到經絡，就不承認它的存在。就像從古至今熟透了的蘋果一直都在往下掉，但是直到牛頓揭示萬有引力定律，我們才知道萬有引力的存在，是引力導致蘋果往下掉，而萬有引力也是看不見、摸不著的。

事實上，相關的證實研究和報導一直都存在，有興趣的朋友可以看本節後面的「延伸閱讀」。

### 小妙方 有關經絡的典型現象



1950年，日本中谷雄一在一位腎病患者皮膚上進行電流傳導測試，發現患者頸部到足部相當於腎經部位處出現了一系列通電量較周圍皮膚高的點狀物，呈線形排列。後來在其他患者身上也曾得見。

1950年，法國弗朗丹針刺女患者三陰交穴時，意外發現沿肝、脾、腎三條經絡線分布的三條長30公分至35公分，寬約2公分的白線，看上去分界很明顯，簡直就像三條白布條貼在皮膚上，其走行與肝、脾、腎三條經絡線神奇地吻合。

1958年，匈牙利齊拉特報導兩例沿經絡線分布的皮疹：一例為急性子宮附件炎的女性患者，皮疹從額頭到足趾，幾乎沿著足太陽膀胱線分布；另一例為蕁麻疹，沿足陽明胃經、足少陽膽經、手陽明大腸經和足太陽膀胱經排列成行，整齊劃一。對此，齊拉特稱之為「不可思議的活經絡圖」。

1973年，湖南馬王堆墓中挖出一本醫帛書，上面記載經脈「呈向心走行，與淋巴管向心走行一致」。有學者透過解剖十二個胎兒屍體的下肢，發現：若在三條陰經近腳趾端處的穴位，包括下肢的支脈分布末端，注入繪畫用的紅墨水，可觀察到淋巴管的循環，明確顯示出淋巴管循下肢的陰經行走，且在三陰交穴位處有交匯或靠近。

# 五、十二經脈

如果經絡是交通網，它是如何構成的呢？

就像我們的交通網：國道—省道—縣市公路和鄉村公路的分級體系，它也分主幹和分支；像縱橫交錯的水路網，它也有縱線和橫行線。經脈是經絡系統的主幹，而脈絡則是經脈的分支；經脈是直行的幹線，脈絡是橫行的分支。如此這般，經絡就在人體內縱橫交錯，聯絡臟腑肢節、形體關竅，溝通上下內外，擔負起運行氣血，聯絡溝通等作用，將體內五臟六腑、四肢百骸、五官九竅、皮肉筋脈等聯結成一個有機的整體。然後，心、肺、脾等五臟的功能由此達成相互協調，而君主、宰相等協同調度之下，我們的身體這個小小的獨立王國才得以正常運轉。

作為經絡系統的主幹，經脈主要有正經、經別和奇經三大類。

正經有十二，故又稱「十二正經」或「十二經脈」，包括手三陰經、足三陰經、手三陽經、足三陽經。十二正經有一定的起止、循行部位和交接順序，在肢體的分布及走向上有一定的規律，與臟腑有直接的絡屬關係，相互之間也有表裡關係。十二正經是氣血運行的主要通道。



之前我們提到「五臟六腑」互為表裡的列表中，實際上已經在五臟的基礎上增加了「心包」，並列出了十二經脈。我們說六臟六腑是引擎和倉庫，臟腑互為表裡，而經絡是運送氣血的交通網，很顯然，既然這個交通網就是為了聯通六臟六腑的，它們的功能和命名也就和絡屬的臟腑息息相關。就像我們把連接北京和珠海的高

- 經絡系統
  - 經脈
    - 十二經脈（正經）：氣血運行的主要通道；與臟腑有直接的絡屬關係
      - 手三陰經
        - 手太陰肺經
        - 手厥陰心包經
        - 手少陰心經
      - 手三陽經
        - 手陽明大腸經
        - 手少陽三焦經
        - 手太陽小腸經
      - 足三陰經
        - 足太陰脾經
        - 足厥陰肝經
        - 足少陰腎經
      - 足三陽經
        - 足陽明胃經
        - 足少陽膽經
        - 足太陽膀胱經
    - 奇經八脈：十二經脈以外的重要經脈，包括督脈、任脈、沖脈、帶脈、陰維脈、陽維脈、陰蹻脈、陽蹻脈，有統率、聯絡和調節十二經脈的作用。
    - 十二經別：從十二經脈別出的經脈，有加強十二經脈中相為表裡的兩經之間聯繫的作用。
  - 絡脈
    - 別絡：十二經脈及任、督各分出一支別絡，加脾之大絡，共十五支，有加強十二經脈表裡兩經在體表的聯繫和滲灌氣血的作用
    - 浮絡：浮現於體表的絡脈
    - 孫絡：最細小的絡脈
  - 連屬部分
    - 外連
      - 十二經筋：十二經脈之氣結、聚、散、絡於筋肉、關節的體系。有連綴四肢百骸，主司關節運動的作用。
      - 十二皮部：十二經脈的功能活動反映於體表的部位
    - 內屬——五臟六腑：十二經脈所屬絡者。

**圖3　經絡系統示意圖**

**表5　十二經脈表**

| | 陰經（屬臟） | 陽經（屬腑） | 循行部位（陰經行內側、陽經行外側） | |
|---|---|---|---|---|
| 手 | 太陰肺經 | 陽明大腸經 | 上肢 | 前緣 |
| | 厥陰心包經 | 少陽三焦經 | | 中線 |
| | 少陰心經 | 太陽小腸經 | | 後緣 |
| 足 | 太陰脾經① | 陽明胃經 | 下肢 | 前緣 |
| | 厥陰肝經② | 少陽膽經 | | 中線 |
| | 少陰腎經 | 太陽膀胱經 | | 後緣 |

速公路叫「京珠高速」，大家一看這個名字就知道其大致方位和運送京珠兩地及沿線人流貨物的功用一樣，這十二經脈的作用也可以「顧名思義」，或在內臟有病時可以循其相應經脈「按圖索驥」：

比如，手太陰肺經的功能與肺及呼吸系統相關，那麼當我們出現呼吸系統症狀或疾病時即可按摩此經脈上的相應穴位；手少陰心經主要與心血管系統相關，足太陰脾經主要與胃腸消化功能相關，諸如此類。再比如，肝病可見兩脇或少腹痛；心病可表現為胸前區及背部疼痛，並沿手少陰心經循行路線放射至手小指；胃病在足三里有痛覺異常等。

## 手太陰肺經

1. [經脈循行]：起於胸部上外側的中府，沿上臂內側下行，行於手少陰心經和手厥陰心包經的前面，經肘窩入寸口，沿魚際邊

注①、②：在小腿下半部和足背部，肝經在前緣，脾經在中線。在內踝尖上八寸處交叉後，脾經在前緣，肝經在中線。

緣，止於拇指橈側端（少商）。手腕後方支脈，從列缺處分出，走向食指橈側端，與手陽明大腸經相接。（共11穴，圖4）

2. [臟腑經脈病候]：咳嗽、氣喘、氣短、咯血、咽痛，外感傷風，循行部位痛麻或活動受限等。

3. [主治概要]：主治外感、頭痛、項強、咳痰喘等證。

4. [常用腧穴]：

**魚際**

[定位]第一掌骨掌側中點赤白肉際處。

[主治]感冒發熱、咳嗽、咳喘、咽喉腫痛、小兒疳積。

**尺澤**

[定位] 肘橫紋中，肘二頭肌腱橈側。

[主治] 咳嗽、咯血、氣喘、咽喉腫痛、小兒驚風、乳痛、肘痛。

**孔最**

[定位]前臂橈側，腕橫紋上7寸處。

[主治]咳嗽、哮喘、咯血、咽痛、扁桃腺炎、痔瘡、肘臂痛。

**列缺**

[定位]手腕橈骨莖突上方，腕橫紋上1.5寸。

[主治]頭痛項強、咳嗽、咳喘、咽痛、齒痛、口眼歪斜。

[簡便取穴法]兩手虎口交叉，一手食指按在橈骨莖突上，指尖下凹陷處即該穴。

**太淵**

[定位]掌後腕橫紋橈側端凹陷處。

[主治]胸痛、咳喘、咯血、咽痛、過敏性鼻炎、腕臂痛。

**少商**

[定位]拇指橈側，距指甲角旁約0.1寸。

[主治]咽喉腫痛、咳嗽、鼻衄、感冒發熱、肺炎、昏迷、癲狂。

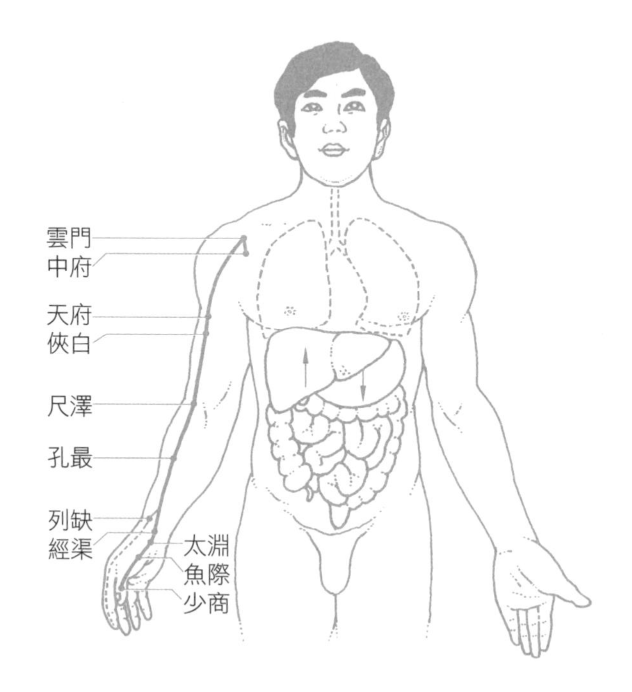


**圖4　手太陰肺經循行穴位圖**



## 手陽明大腸經

1. [經脈循行]：起於食指橈側端商陽，沿上肢外面橈側向上，通過肩、頸至面部鼻孔兩側的迎香穴，與足陽明胃經相接。（共20

穴，圖5）

2. [臟腑經脈病候]：腹痛、腸鳴、泄瀉、便祕、咽喉腫痛、齒痛。本經循行部位疼痛、熱腫或寒冷麻木等。

3. [主治概要]：主治頭面、五官、咽喉病、熱病及經脈循行部位的其他病症。

4. [常用腧穴]：

**商陽**

[定位]食指橈側，指甲角旁約0.1寸。

[主治] 咽喉腫痛、牙痛、發燒、昏迷、耳聾、手指麻木。

**三間**

[定位]握拳，在第二掌骨小頭橈側後凹陷中。

[主治]目痛、齒痛、咽喉腫痛、腹滿、腸鳴等。

**合谷**

[定位]手背，第一、第二掌骨之間，約平第二掌骨中點處，稍偏食指側。

[主治]感冒發燒、高血壓、頭痛、目赤腫痛、牙痛、鼻衄、口眼歪斜、耳聾、發燒無汗、多汗、腹痛、經閉、滯產等。

[簡便取穴法]以一手的拇指指骨關節橫紋，放在另一手的拇、食指之間的指緣上，當拇指尖下即為該穴。

**陽溪**

[定位]腕背橫紋橈側端凹陷處。

[主治]頭痛、高血壓、手腕痛、小兒消化不良。

### 曲池

[定位]屈肘成直角，當肘橫紋外端與肱骨外上髁連線的中點。

[主治]上肢關節痛、偏癱、咽喉腫痛、齒痛、目赤痛、發燒、高血壓、蕁麻疹。

### 手三里

[定位]曲池穴下2寸。

[主治]肩壁痛、上肢痛、腹瀉、牙痛。

### 手五里

[定位]曲池穴上3寸。

[主治]手臂痛、肺炎、腹痛。

### 臂臑

[定位]上臂外側，當三角肌下端，曲池穴上7寸處。

[主治]肩臂痛、偏癱、目疾。

### 肩髃

[定位]上臂平舉時，肩部出現兩個凹陷，前方的凹陷中是本穴。

[主治]肩臂痛、上肢關節痛、偏癱。

### 扶突

[定位]喉結旁開3寸，當胸鎖乳突肌的胸骨頭與鎖骨之間。

[主治]咳嗽、氣喘、咽喉腫痛、暴暗、瘰癧、癭氣。

### 迎香

[定位]鼻翼外緣中點旁開0.5寸，在鼻唇溝中。

[主治]鼻塞、鼽衄、口歪、顏面神經麻痺。

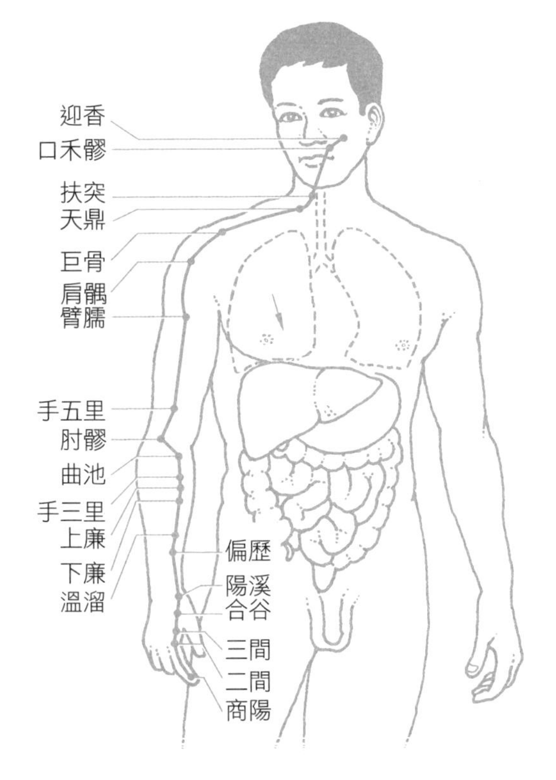


**圖5　手陽明大腸經循行穴位圖**

## 足陽明胃經

1. [經脈循行]：起於眼睛下方的承泣穴，經過顴部環繞口唇，沿下頜角頰車，一支上行耳前，經上關，沿髮際，到達前額頭維；一支沿頸前、胸腹、下肢外側下行，止於足第二趾的厲兌穴。（共45穴，圖6）

2. [臟腑經脈病候]：腸鳴腹脹、水腫、胃痛、嘔吐、口渴、咽喉腫痛、鼻衄、胸部及膝髕疾患等；本經循行部位疼痛、熱病、發狂等。

3.[主治概要]：主治胃腸病、頭面、目鼻、口齒痛、精神疾病及經脈循行部位的其他病症。

4.[常用腧穴]：

**四白**

[定位]目平視，瞳孔直下1寸處，當眶下孔凹陷中。

[主治]顏面神經麻痺、三叉神經炎、目赤痛癢、結膜炎、口眼歪斜、頭痛眩暈。

**地倉**

[定位]口角旁開0.4寸。

[主治]顏面神經麻痺、口歪、流涎、結膜炎。

**大迎**

[定位]下頜角前1.3寸凹陷中，咬肌附著部前緣，閉口鼓氣時即出現一溝形凹陷，即於凹陷下端取之。

[主治]口歪、口噤、頰腫、齒痛。

**頰車**

[定位]下頜角前上方1寸凹陷中，咀嚼時咬肌隆起處。

[主治]顏面神經麻痺、牙痛、頰腫、腮腺炎。

**下關**

[定位]顴弓與下頜切跡之間的凹陷中，閉口取之。

[主治]下頜關節炎、牙痛、耳聾、耳鳴、中耳炎、顏面神經麻痺。

**頭維**

[定位]額角髮際直上1.5寸。

[主治]頭痛、目眩、口痛、流淚、眼瞼閃動。

**屋翳**

[定位]第二肋間隙，前正中線旁開4寸。

[主治]咳、喘、胸肋脹痛、乳房病。

**天樞**

[定位]臍旁開2寸。

[主治]急性和慢性胃炎、腹脹腸鳴、繞臍痛、便祕、泄瀉、痢疾、月經不調、痛經。

**伏兔**

[定位]在髂前上棘與髕骨外緣連線上，髕骨外上緣上6寸。

[主治]腰痛膝冷、下肢痲痺、疝氣、腳氣。

**梁丘**

[定位]髕骨外上緣上2寸凹陷處。

[主治]胃痛、腹瀉、乳腺炎、刺激食欲（本穴有很強的刺激食欲的作用）。

**犢鼻**

[定位]髕骨下緣，髕韌帶外側凹陷中。

[主治]膝痛、下肢痲痺、屈伸不利、腳氣。

**足三里**

[定位]外膝眼下3寸，脛骨前脊外1寸處。

[主治]胃炎、胃痛嘔吐、胃和十二指腸潰瘍、腹瀉痢疾、便祕、高血壓、水腫、癲狂、神經衰弱、貧血、虛勞羸瘦。

### 上巨虛

[定位]足三里穴直下3寸。

[主治]腹瀉、腹痛、腸鳴、消化不良、便祕、下肢痠痛、腳氣。

### 下巨虛

[定位]上巨虛穴下3寸。

[主治]小腹痛、泄瀉、痢疾、乳癰、下肢痿痺、腰脊痛引睪丸。

### 豐隆

[定位]外踝尖與外膝眼連線中點，條口穴（上巨虛下2寸）外1寸。

[主治]咳嗽痰多、頭痛眩暈、咽喉痛、偏癱、嘔吐、便祕、水腫、癲狂、下肢痛。

### 解溪

[定位]足背踝關節橫紋的中央，兩筋之間。

[主治]頭痛眩暈、癲狂、腹脹、便祕、下肢疼痛、踝關節痛。

### 內庭

[定位]足背第二、第三趾間縫紋端。

[主治]胃痛、胃痛吐酸、牙痛、咽喉腫痛、口歪、鼻衄、腹脹、泄瀉、便祕、發燒、足背腫痛。

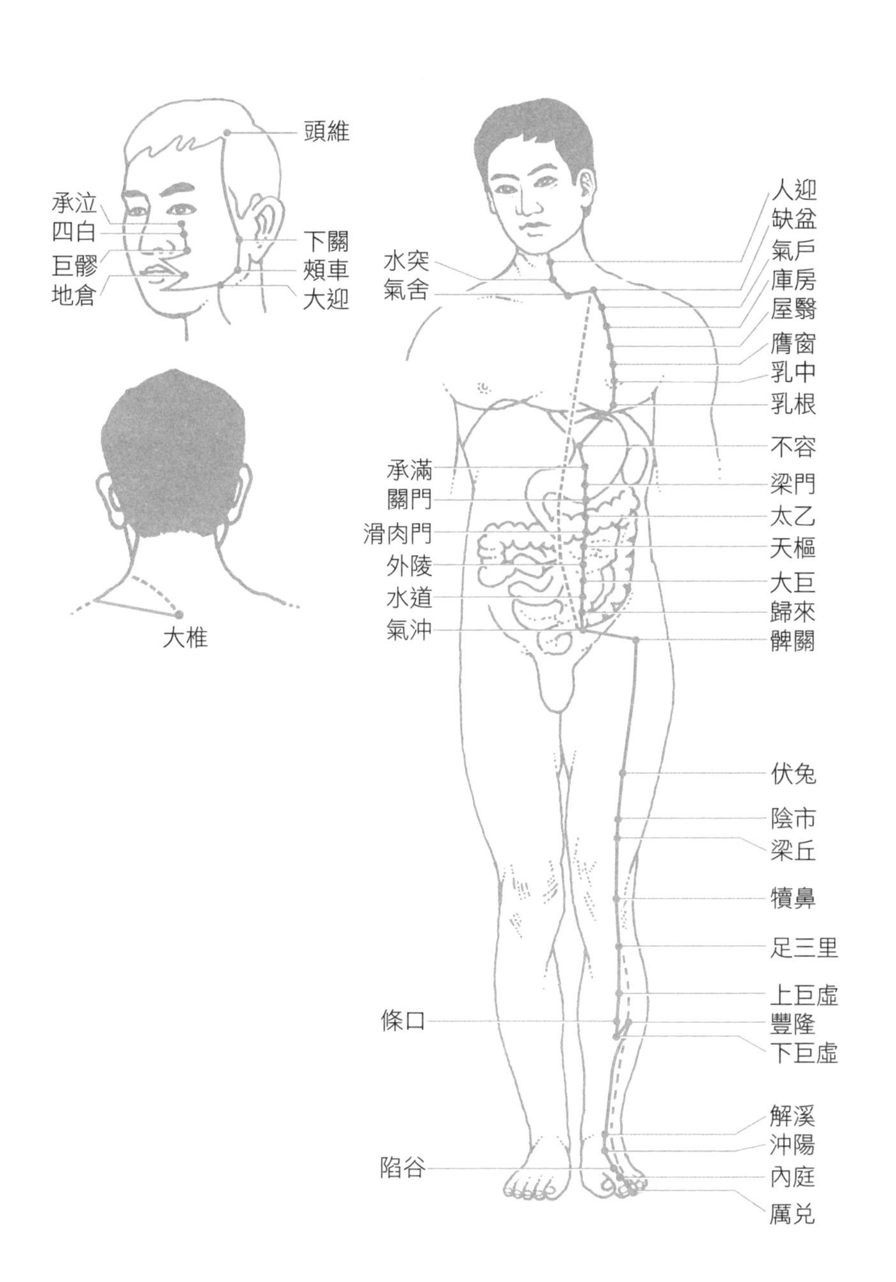


**圖6　足陽明胃經循行穴位圖**

#### 厲兌

[定位]第二趾外側趾甲旁約0.1寸。

[主治]鼻衄、牙痛、咽喉腫痛、腹脹、熱病、癲癇、多夢。

## 足太陰脾經

1.[經脈循行]：起於足大趾末端隱白穴，沿小腿內側上行大腿內側前緣，進入腹部，屬脾絡胃，過膈上行，止於大包穴。（共21穴，圖7）

2.[主要病候]：胃脘痛、食則嘔、噯氣、腹脹便溏、黃疸、身重無力、舌根強痛、下肢內側腫脹、厥冷。

3.[主治概要]：主治脾胃病、婦科、前陰病及經脈循行部位的其他病症。

4.[常用腧穴]：

#### 隱白

[定位]趾內側趾甲角旁約0.1寸。

[主治]腹脹、便血、尿血、月經過多、崩漏、癲狂、多夢、驚風。

#### 太白

[定位]第一趾骨小頭後緣，赤白肉際處。

[主治]胃痛、腹脹、腸鳴、泄瀉、便祕、痔瘺、腳氣、體重節痛。

#### 公孫

[定位]足內側，第一蹠骨基底前下緣，赤白肉際處。

[主治]胃痛、嘔吐、腹脹、腸鳴、泄瀉、便祕、刺激食欲（有

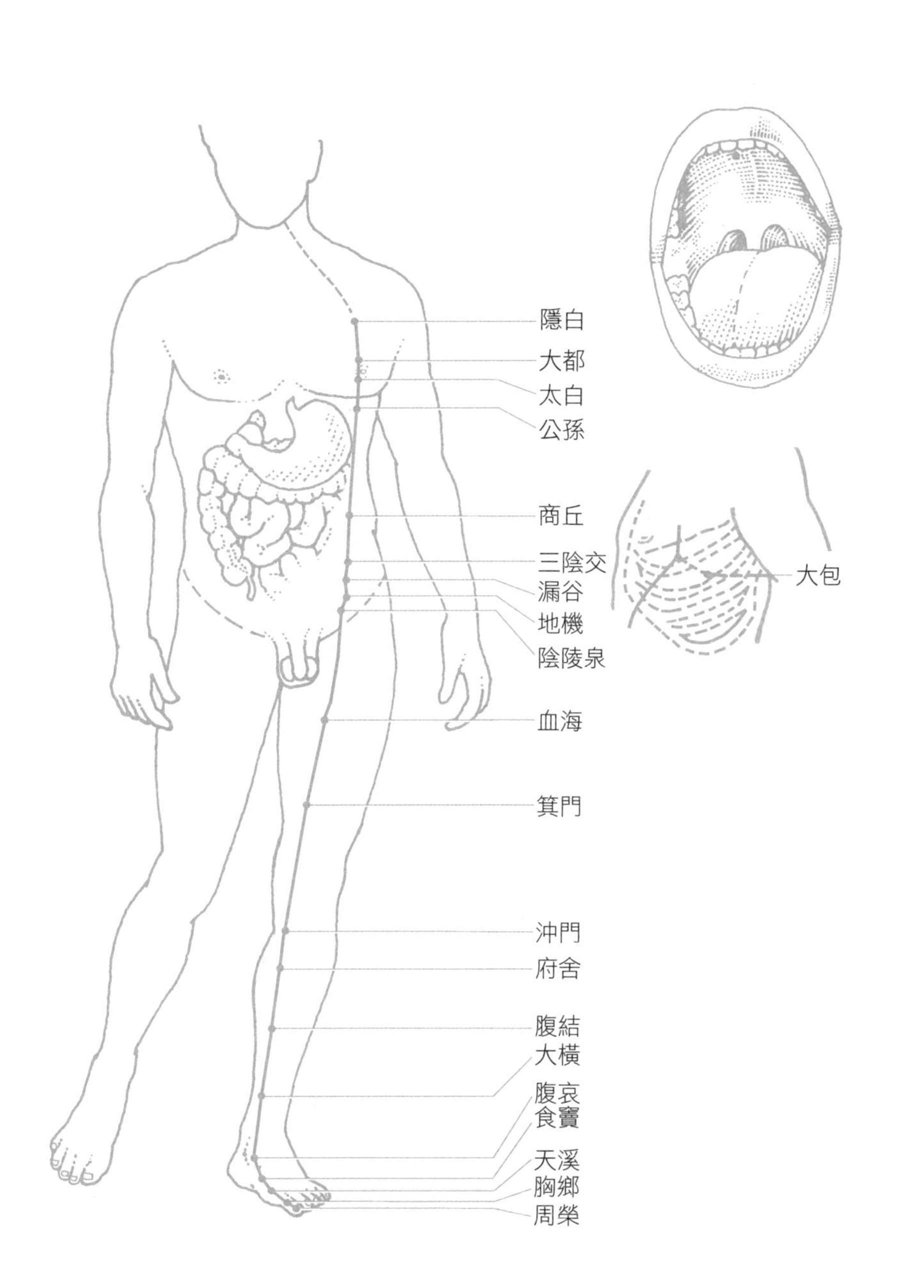


**圖7　足太陰脾經循行穴位圖**

較強刺激食欲作用）。

### 三陰交

[定位]內踝尖上3寸，脛骨內側面後緣。

[主治]腹脹腸鳴、泄瀉、月經不調、白帶多、陰挺、不孕、滯產、子宮出血、遺精、陽痿、睾丸炎、遺尿、疝氣、失眠、下肢疼痛、腳氣。

### 陰陵泉

[定位]脛骨內側踝下緣凹陷處。

[主治]腹痛、瀉泄、水腫、黃疸、尿豬留或失禁、月經不調、慢性腎炎、膝痛。

### 地機

[定位]脛骨後緣，陰陵泉下3寸。

[主治]腰痛、遺精、月經過多、痛經。

### 血海

[定位]髕骨內上緣上2寸。

[主治]月經不調、崩漏、經閉、癮疹、濕疹、丹毒。

[簡便取穴法]病人屈膝，術者以左手掌心按於病人右膝臏骨上緣，二至五指向上伸直，拇指約呈45° 角斜置，拇指尖下即為該穴。

## 手少陰心經

1.[經脈循行]：起於腋下極泉穴，從上肢內面的尺側下行，止於小指的少沖穴，出屬心系（心與其他臟器相聯繫的部位），過

膈，聯絡小腸。（共9穴，圖8）

2.[主要病候]：心痛、咽乾、口渴、目黃、脇痛、上臂內側痛、手心發熱等。

3.[主治概要]：主治心、胸、神經病及經脈循行部位的其他病症。

4.[常用腧穴]：

### 少海

[定位]屈肘，肘橫紋內端與肱骨內上髁連線的中點。

[主治]心痛、頭痛、腋脇痛、肘臂痛、肋間神經痛、精神分裂。

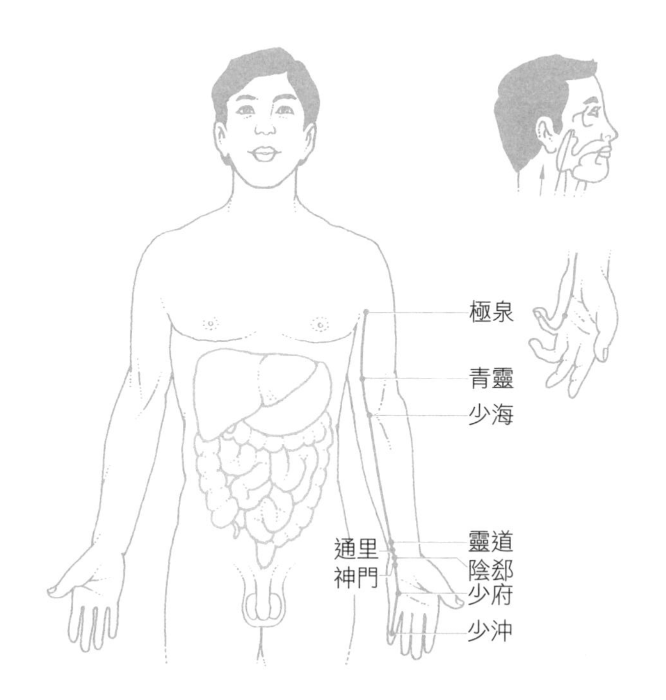


**圖8　手少陰心經循行穴位圖**

### 陰郄

[定位]腕橫紋上0.5寸，尺側腕屈肌腱的橈側。

[主治]心痛、驚悸、盜汗、吐血、衄血。

### 神門

[定位]手腕掌側，腕橫紋尺側端稍上方凹陷處。

[主治]心痛、心煩、驚悸、怔忡、健忘、失眠、多夢、癲癇、胸脇痛。

### 少沖

[定位]小指橈側端指甲角旁約0.1寸。

[主治]心悸、心痛、癲癇、發燒、昏迷。

## 手太陽小腸經

1.[經脈循行]：起於手小指尺側端少澤穴，沿手背外側至前臂外側後緣，出於肩關節，繞行肩胛部，止於耳前聽宮穴。交於大椎（督脈），向下入缺盆部聯絡心臟，沿食管過膈達胃，屬於小腸。（共19穴，圖9）

2.[主要病候]：少腹痛、腰脊痛引睾丸、耳聾、目黃、頰腫、咽喉腫痛、肩臂外側後緣痛等。

3.[主治概要]：主治頭、項、耳、目、喉咽之疾患、熱病、精神疾病及經脈循行部位的其他病症。

4.[常用腧穴]：

### 少澤

[定位]小指尺側指甲角旁約0.1寸。

[主治]頭痛、目翳、咽喉腫痛、乳痛、缺乳、昏迷、熱病。

### 後溪

[定位]握拳，小指掌指關節後掌橫紋盡頭。

[主治]頭頂痛、癲狂、目赤耳聾、咽喉腫痛、腰背痛、肋間神經痛、手指及肘臂痛。

### 養老

[定位]屈肘，以掌向胸，當尺骨莖突橈側緣凹陷處。

[主治]老年眼病，肩、背、肘、臂痛。

### 小海

[定位]屈肘，當尺骨鷹嘴與肱骨內上髁之間凹陷中。

[主治]肘臂痛、癲癇。

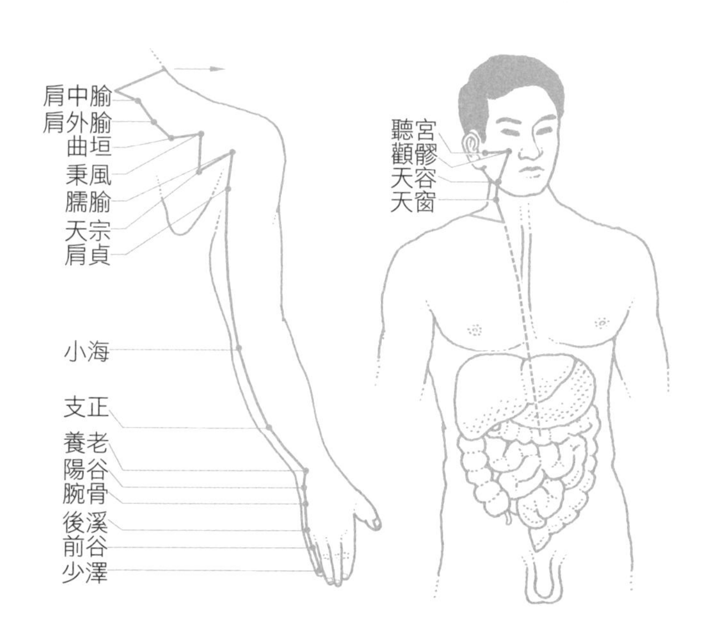


**圖9　手太陽小腸經循行穴位圖**

**臑腧**

[定位]腋後皺襞直上，肩胛骨下緣凹陷中。

[主治]肩臂疼痛。

**天宗**

[定位]肩胛骨崗下窩的中央。

[主治]肩胛痛、氣喘、乳房痛。

**聽宮**

[定位]耳屏前凹陷處，張口取之。

[主治]耳鳴、耳聾、中耳炎、牙痛、癲癇。

## 足太陽膀胱經

1.[經脈循行]：起於目內眥的睛明穴，沿頭頂、脊柱兩側、下肢後方向下，出於外踝後，至小趾外側端（至陰），與足少陰腎經相接。（共67穴，圖10）

2.[主要病候]：小便不通，遺尿，癲狂，瘧疾，目痛，見風流淚，鼻塞多涕，鼻衄，頭痛，項、背、臀部及下肢循行部位痛麻等。

3.[主治概要]：主治頭、項、目、背、腰、下肢部病症及精神疾病，背部第一側線的背腧穴及第二側線相平的腧穴能主治與其相關的臟腑病症和有關的組織器官病症。

4.[常用腧穴]：

**睛明**

[定位]目內眥旁0.1寸。

[主治]目赤腫痛、流淚、視物不清、近視、夜盲、色盲。

**攢竹**

[定位]眉毛內側，眉頭凹陷中。

[主治]頭痛、口眼歪斜、目視不明、流淚、目赤腫痛、眼皮跳、眼瞼下垂。

**天柱**

[定位]後髮際正中直上0.5寸，旁開1.3寸，當斜方肌外緣凹陷中。

[主治]頭痛、頸強、鼻塞、癲狂癇、肩背痛、熱病。

**風門**

[定位]第二胸椎棘突下，旁開1.5寸。

[主治]傷風、咳嗽、發熱頭痛、項強、胸背痛。

**肺腧**

[定位]第三胸椎棘突下，旁開1.5寸。

[主治]咳嗽、氣喘、吐血、支氣管炎、肺炎、肺結核、潮熱盜汗、鼻塞。

**膏肓**

[定位]第四胸椎棘突下，旁開3寸。

[主治]久病體弱。

**心腧**

[定位]第五胸椎棘突下，旁開1.5寸。

[主治]神經衰弱、心痛、驚悸、心律失常、吐血、失眠、健忘、盜汗、夢遺、癲癇。

**肝腧**

[定位]第九胸椎棘突下，旁開1.5寸。

[主治]肝病、黃疸、膽囊炎、肋痛、吐血、目赤、目眩、乳腺病、脊背痛。



**膽腧**

[定位]第十胸椎棘突下，旁開1.5寸。

[主治]膽囊炎、肝炎等。

**脾腧**

[定位]第十一胸椎棘突下，旁開1.5寸。

[主治]肝脾腫大、胃炎、胃潰瘍、腹脹、消化不良、黃疸、嘔吐、泄瀉、痢疾、便血、水腫、背痛、蕁麻疹。

**胃腧**

[定位]第十二胸椎棘突下，旁開1.5寸。

[主治]胃病、消化不良、胃下垂、肝炎、腸炎等。

**腎腧**

[定位]第二腰椎棘突下，旁開1.5寸。

[主治]腰痛、腎炎、骨盆腔炎、遺尿、遺精、陽痿、月經不調、白帶、水腫、耳鳴、耳聾、神經衰弱。



**次髎**

[定位]第二骶後孔中，約於第二骶椎假棘突下緣旁開0.8寸處。

[主治]疝氣、月經不調、痛經、帶下、小便不利、遺精、腰痛、下肢痿痺。

**承扶**

[定位]臀橫紋中央。

[主治]腰骶、臀、股部疼痛與痔瘡。

**殷門**

[定位]臀橫紋與膕橫紋連線的中點上1.5寸，承扶下6寸。

[主治]腰痛、腿痛、坐骨神經痛、半身不遂。

**委中**

[定位]膕橫紋正中央。

[主治]腰痛、背痛、坐骨神經痛、半身不遂、腹痛、吐瀉、小便不利、遺尿、丹毒。

**志室**

[定位]第二腰椎棘突下，旁開3寸。

[主治]遺精、陽痿、小便不利、水腫、腰脊強痛。

**承山**

[定位]腓腸肌兩肌腹之間凹陷的頂端。

[主治]小腿肚痛、腰背痛、痔疾、便祕、脫肛等。

**崑崙**

[定位]外踝尖與跟腱連線中點的凹陷中。

[主治]頭痛、項強、目眩、鼻衄、癲癇、難產、腰痛、坐骨神經痛。

**申脈**

[定位]外踝下緣凹陷中。

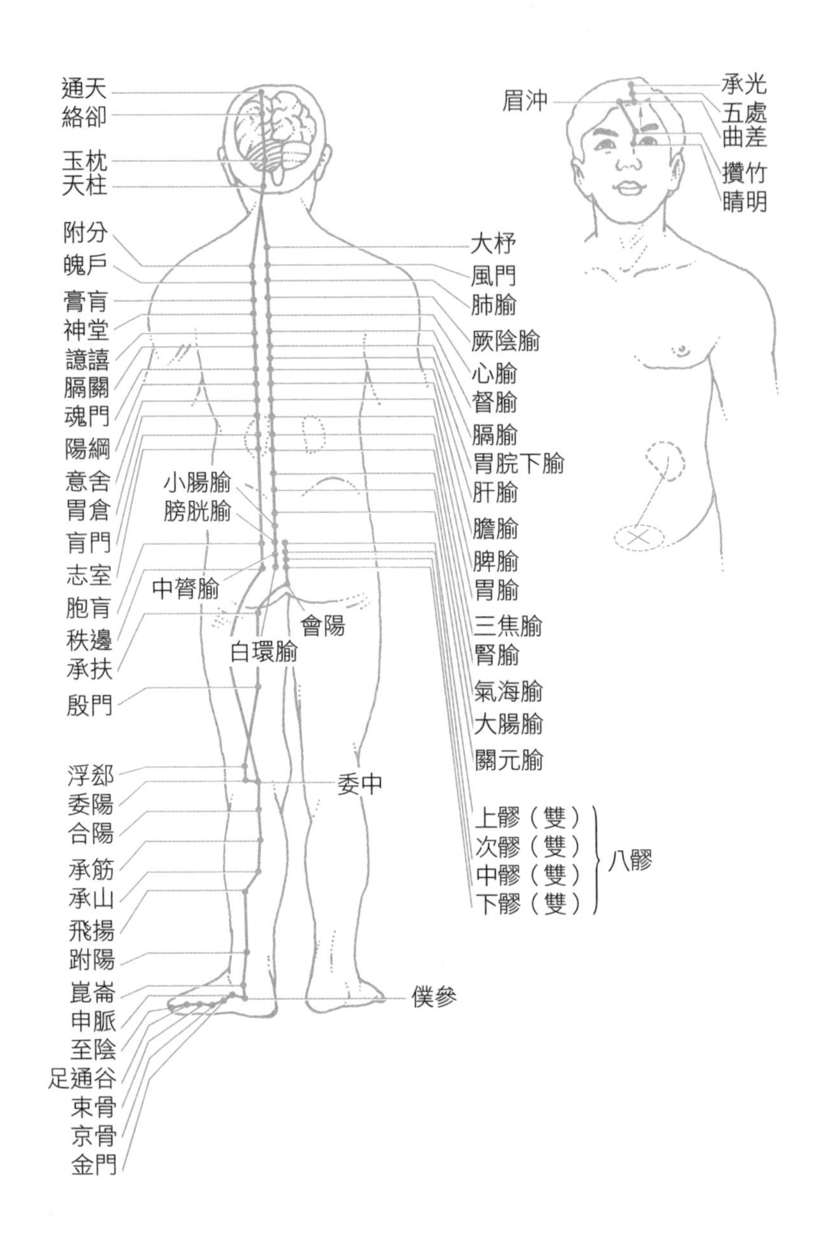


圖10　足太陽膀胱經循行穴位圖

[主治]頭痛眩暈、癲狂癇、腰腿痲痛、目赤痛、失眠。

### 至陰

[定位]足小趾外側趾甲角旁約0.1寸。

[主治]頭痛、鼻塞、鼻衄、胎位不下、難產。

## 足少陰腎經

1.[經脈循行]：起於足心的湧泉穴，出於舟骨粗隆下，沿內踝後向上行於腿肚內側，經股內後緣，至胸腹部靠近前正中線，止於胸部的腧府穴。通過脊住（長強）屬於腎臟，聯絡膀胱。（共27穴，圖11）

2.[主要病候]：咯血、氣喘、舌乾、咽喉、腫痛、水腫、大便祕結、泄瀉、腰痛、脊股內後側痛、痿弱無力、足心熱等證。

3.[主治概要]：主治婦科，前陰病、腎、肺、咽喉病及經脈循行部位的其他病症。

4.[常用腧穴]：

### 湧泉

[定位]腳掌心中央前三分之一與後三分之二交界處，足底趾蹠屈時的凹陷處。

[主治]高血壓、休克、昏厥、頭痛、頭昏、失眠、目眩、便祕、小便不利、小兒驚風、癲狂、中暑。

### 太溪

[定位]內踝尖與跟腱之間凹陷處。

[主治]腰痛、月經不調、遺精、陽痿、小便頻數、便祕、咯血、氣喘、失眠、耳鳴、耳聾及足跟痛。

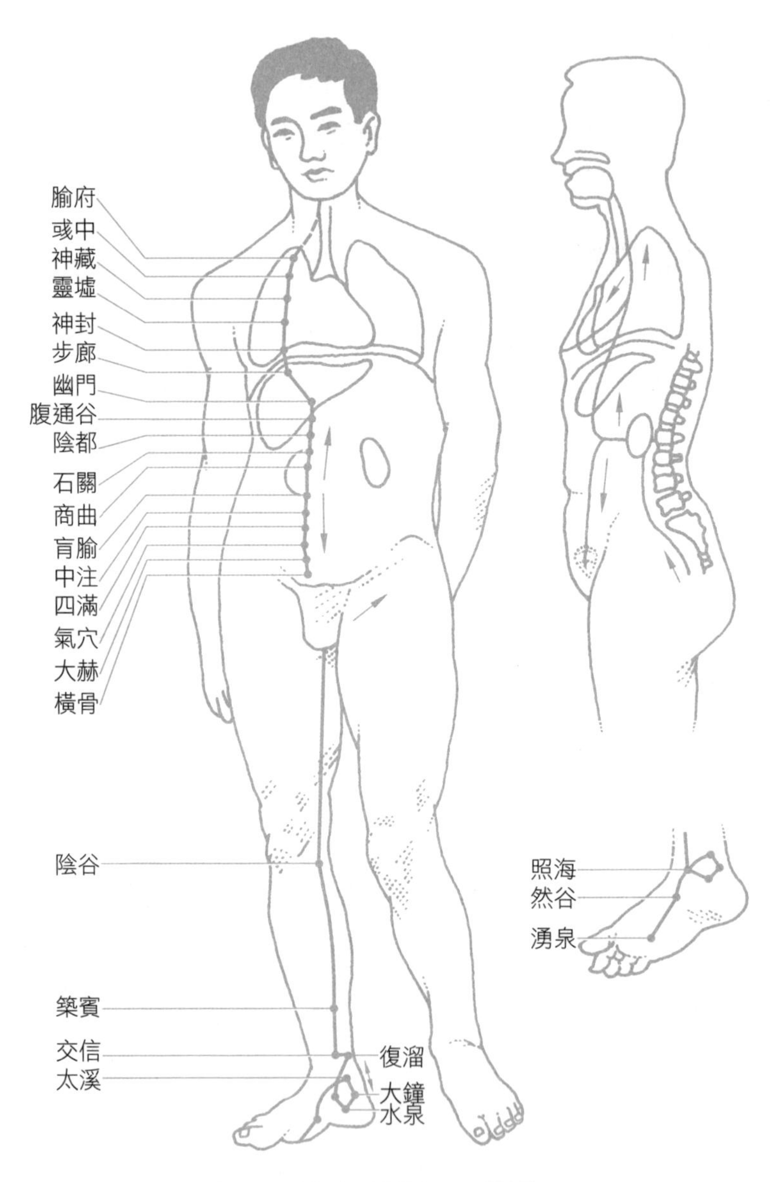




**圖11　足少陰腎經循行穴位圖**

**照海**

[定位]內踝下緣凹陷。

[主治]月經不調、帶下、尿頻、便祕、咽乾、癲癇、失眠。

**復溜**

[定位]太溪穴上2寸。

[主治]水腫、腹脹、泄瀉、盜汗、發熱不出汗。

**陰谷**

[定位]屈膝時膕窩橫紋內側，兩根筋之間。

[主治]陽痿、疝氣、尿少、膝痠痛。

## 手厥陰心包經

1.[經脈循行]：起於乳頭外側近腋下的天地穴，上行至腋窩中，沿上臂內側行於手太陰肺經和手少陰心經之間，經肘窩下行於前臂中間進入掌中，沿中指到指端中沖穴。（共9穴，圖12）

2.[主要病候]：心痛、胸悶、心驚、心煩、癲狂、腋腫、肘臂痛、掌心發熱等。

3.[主治概要]：主治心、胸、胃、精神疾病及經脈循行部位的其他病症。

4.[常用腧穴]：

**曲澤**

[定位]掌側，肘窩橫紋中，肱二頭肌腱尺側。

[主治]心痛、心煩、胃痛、嘔吐、泄瀉、熱病、肘臂痛。

### 郄門

[定位]掌側，腕横紋上5寸，兩筋之間。

[主治]心動過速、心律失常、心絞痛、乳腺炎。

### 間使

[定位]掌側，腕横紋上3寸，兩筋之間。

[主治]心痛、心悸、胃痛、嘔吐、瘧疾、癲癇。

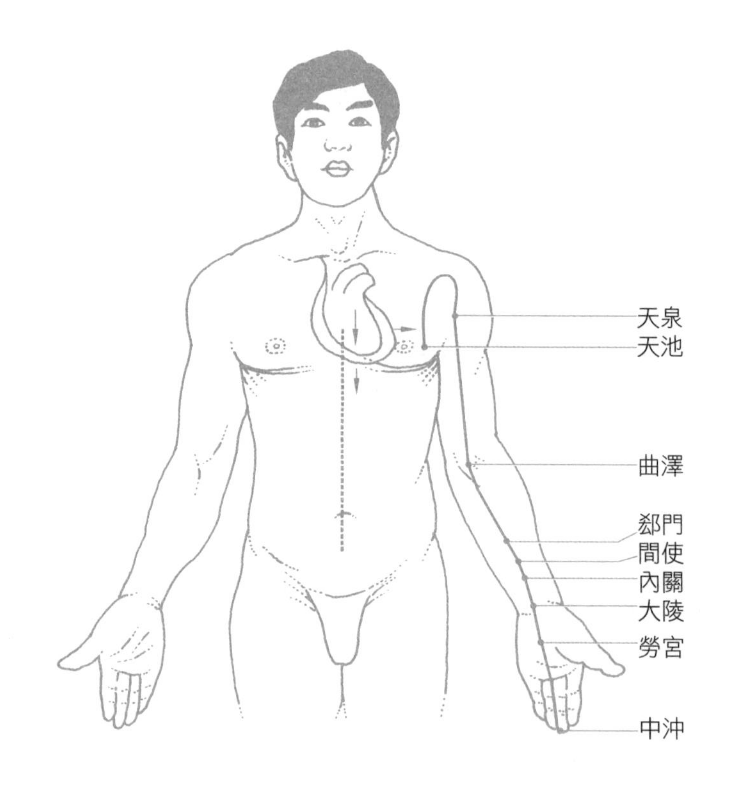


圖12　手厥陰心包經循行穴位圖

### 內關

[定位]掌側，腕橫紋上2寸，兩筋之間。

[主治]胸肋痛、心絞痛、心悸、胸悶、胃痛、嘔吐、癲癇、譫病、發燒、上肢痛、偏癱、失眠、眩暈、偏頭痛。

### 大陵

[定位]腕關節掌側，腕橫紋兩筋之間正中。

[主治]肋間神經痛、心肌炎、低血壓、自主神經功能失調。

### 勞宮

[定位]掌心，握掌時第二、第三掌骨間中指尖下即為該穴。

[主治]肋痛、心痛、嘔吐、癲癇、口瘡、口臭、中暑（常按此穴有強心之用）。

### 中沖

[定位]中指尖端中央。

[主治]心痛、中暑、昏厥、舌腫痛、發燒、小兒夜啼。

## 手少陽三焦經

1.[經脈循行]：起於無名指末端關沖穴，上行於第四、五掌骨間，沿腕背出於前臂外側中央，經肘尖沿上臂外側達肩部，過耳後達眉梢，止於絲竹空穴。（共23穴，圖13）

2.[主要病候]：腹脹、水腫、遺尿、小便不利、耳聾、喉咽腫痛、目赤腫痛、頰腫、肩臂肘部外側痛等。

3.[主治概要]：主治側頭、耳、目、胸脇、咽喉病、熱病及經脈循行部位的其他病症。

4.[常用腧穴]：

**關沖**

[定位]無名指靠小指側端，離指甲後緣0.1寸。

[主治]眩暈、咽喉腫痛、痛經、手冷

**液門**

[定位]握掌，手背第四、第五指間，指掌關節前凹陷中。

[主治]頭痛目赤、耳聾、咽喉腫痛、瘧疾。

**中渚**

[定位]握掌，手背第四、第五掌骨小頭後緣之間凹陷中，液門穴後1寸。

[主治]肩臂痛、手指麻木、低血壓、頭痛目赤、耳鳴耳聾、咽喉腫痛、發燒。

**陽池**

[定位]腕背橫紋中央略偏尺側的凹陷處。

[主治]手冷、手腕痛、更年期綜合症。

**外關**

[定位]腕背橫紋上2寸，橈尺骨之間。

[主治]上肢關節痛、脇肋痛、偏癱、頭痛、落枕、肺炎、熱病、目赤腫痛、耳鳴耳聾、腮腺炎。



**天井**

[定位]屈肘時，尺骨鷹嘴上1寸許凹陷中。

[主治]偏頭痛、耳聾、癲癇。

## 臑會

[定位]在尺骨鷹嘴與肩髃穴連線上，肩髎穴下3寸。

[主治]上肢痛、肩臂痛。

## 肩髎

[定位]上臂平舉時，肩關節上出現兩個寸許的凹陷，後一個即為本穴。

[主治]肩臂痛、中耳炎。

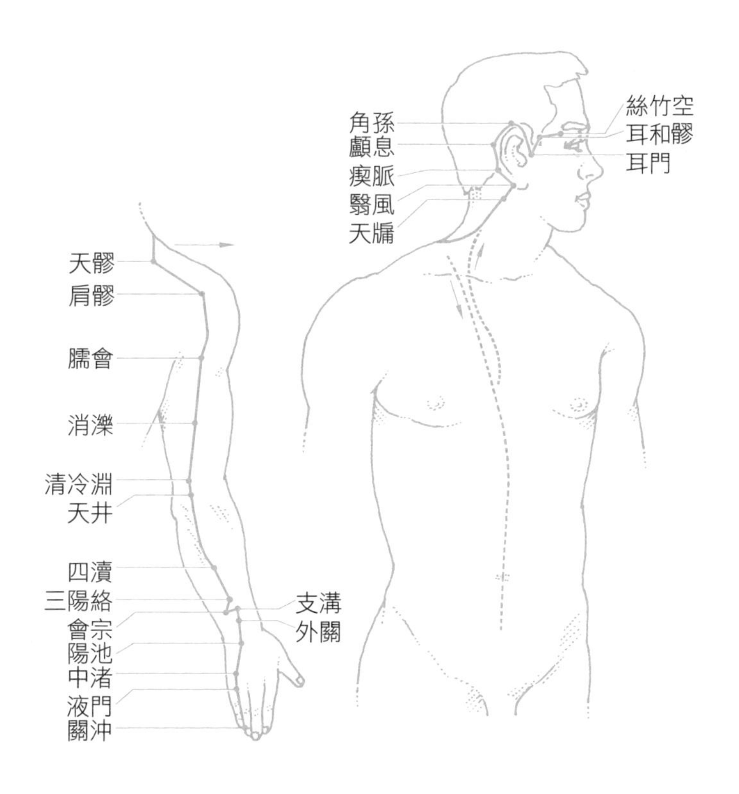


圖13　手少陽三焦經循行穴位圖

### 翳風

[定位]乳突前下方，平耳垂後下緣的凹陷處。

[主治]耳鳴、耳聾、口眼歪斜、牙關緊閉、牙痛、頰腫。

### 耳門

[定位]聽宮穴上方，平耳屏上切跡處，下頜骨髁狀突後緣凹陷中。

[主治]耳鳴、耳聾、牙痛。

## 足少陽膽經

1.[經脈循行]：起於目外眥瞳子髎穴，向上到額角繞耳後，下頸至肩，經行胸脇，出於腹股溝至臀部，走下肢外側止於第四趾外側端的竅陰穴。（共44穴，圖14）

2.[主要病候]：口苦、目眩、瘧疾、頭痛、頷痛、目外眥痛、腋下、胸脇、股及下肢外側、足外側痛等。

3.[主治概要]：主治側頭、目、耳、咽喉病、神志病、熱病及經脈循行部位的其他病症。

4.[常用腧穴]：

### 聽會

[定位]耳屏間切跡前，下頜骨髁狀突後緣，張口呈凹陷處（聽宮穴下方）。

[主治]耳鳴、耳聾、中耳炎、牙痛、口歪、下頜關節炎。

### 陽白

[定位]目平視，瞳孔直上，眉上1寸。

[主治]頭痛、目痛、視物模糊、眼皮跳。

**風池**

[定位]頸後枕骨下，胸鎖乳突肌與斜方肌之間凹陷中，平耳垂。

[主治]感冒、頭痛、高血壓、眩暈、目赤腫痛、鼻衄、耳鳴、落枕、癲癇、中風、熱病。

**肩井**

[定位]大椎穴與肩峰連線的中點。

[主治]頭項強痛、落枕、上肢不遂、乳房病、難產。

**環跳**

[定位]股骨大轉子高點與骶管裂孔連線的外1／3與內2／3交界處。

[主治]下肢麻痺、腰痛、坐骨神經痛。

**風市**

[定位]大腿外側正中，膕橫紋水平線上7寸。

[主治]下肢麻痺、坐骨神經痛、腳氣。

[簡便取穴法]：直立，以手自然下垂貼於腿外，中指尖所處即本穴。

**陽陵泉**

[定位]小腿外側，腓骨小頭前下方凹陷中。

[主治]膽囊炎、肝炎、脇痛、黃疸、口苦、嘔吐、下肢癱瘓、坐骨神經痛、腳氣、小兒驚風、便祕。

**光明**

[定位]外踝尖上5寸，腓骨前緣。

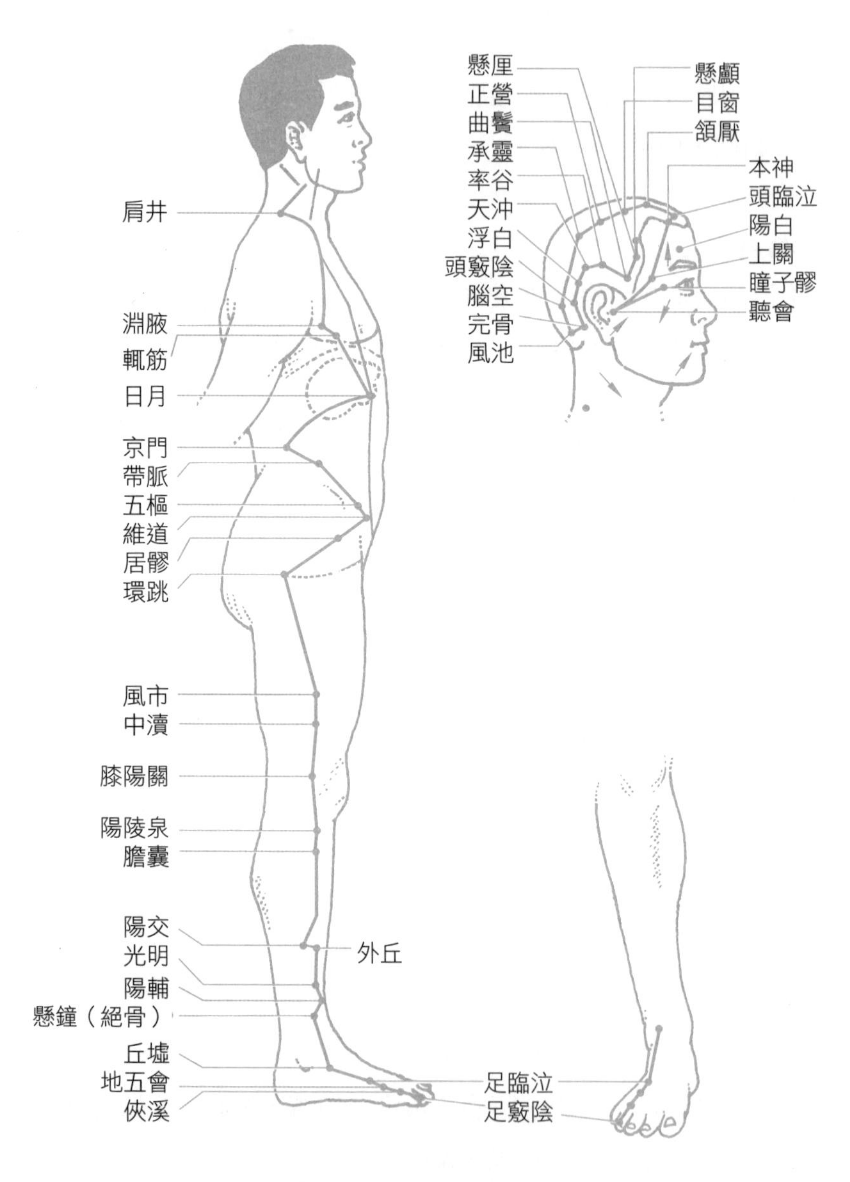


**圖14　足少陽膽經循行穴位圖**

[主治]視神經萎縮、白內障、目痛、夜盲症、下肢麻痺、乳房脹痛。

**絕骨（懸鐘）**

[定位]外踝尖直上3寸，腓骨後緣。

[主治]項強、胸肋脹痛、踝關節痛。

**丘墟**

[定位]外踝前下方，趾長伸肌腱外側凹陷中。

[主治]胸脇脹痛、下肢麻痺、瘧疾。

**俠溪**

[定位]足背，第四、第五趾間縫紋端。

[主治]頭痛目眩、耳鳴耳聾、目赤腫痛、胸脇疼痛、熱病、乳痛。

## 足厥陰肝經

1.[經脈循行]：起於足拇趾端外側大敦穴，經內踝前向上行，沿股內側繞外陰上達小腹，止於脇下期門穴。（共14穴，圖15）

2.[主要病候]：腰痛、胸滿、呃逆、遺尿、小便不利、疝氣、腹脹等症。

3.[主治概要]；主治肝病、婦科、前陰病及經脈循行部位的其他病症。

4.[常用腧穴]：

**大敦**

[定位]足大拇趾外側趾甲角旁約0.1寸。

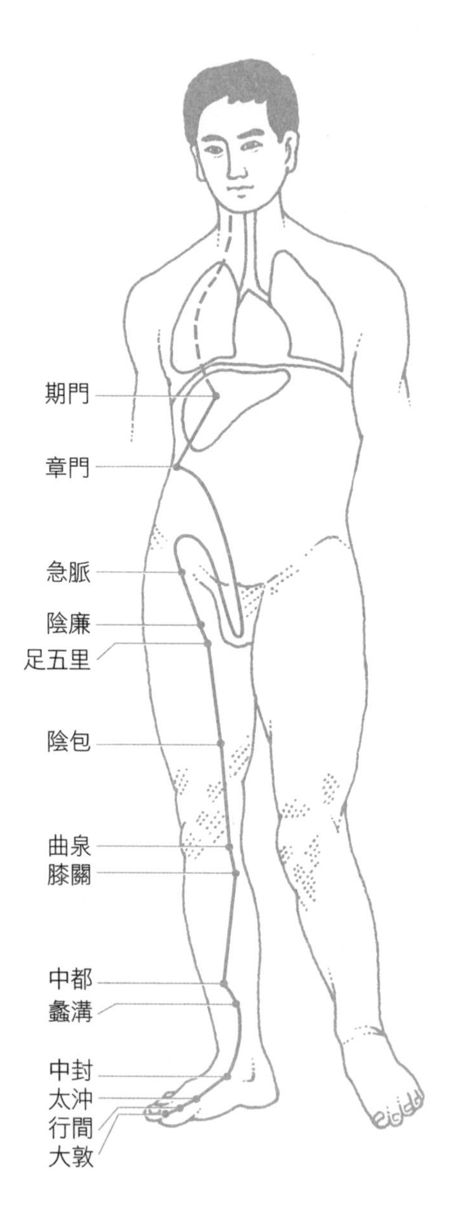


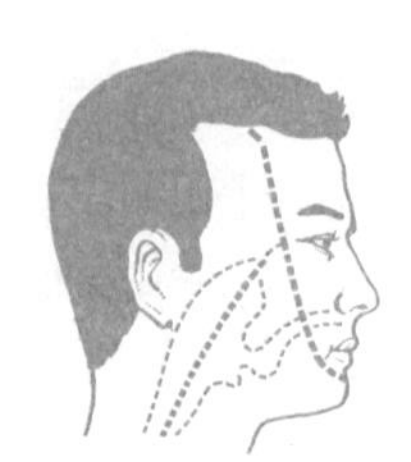

**圖15　足厥陰肝經循行穴位圖**

[主治]疝氣、遺尿、子宮脫落／經閉、崩漏、陰挺、癲癇。

### 行間

[定位]足背上拇、次趾間縫紋端約0.5寸處。

[主治]頭痛、目眩、目赤腫痛、盜汗、口歪、脇痛、疝氣、小便不利、崩漏、癲癇、月經過多、痛經帶下、中風。

### 太沖

[定位]足背上第一、第二蹠骨結合部之前凹陷中。

[主治]高血壓、頭痛、眩暈、目赤腫痛、口歪、脇痛、遺尿、疝氣、崩漏、閉經、乳腺痛、癲癇、嘔逆、小兒驚風、下肢痲痺。

### 章門

[定位]第十一肋前端。

[主治]肝炎、腹脹、泄瀉、脇痛、腰背痛。

### 期門

[定位]乳頭下，第六肋間隙。

[主治]胸膜炎、肝炎、胸肋脹痛、腹脹、嘔吐、乳腺腫痛。

以上，即為十二經脈循行及主要穴位圖解。了解了這些，基本上就可以拍打、按摩相應經絡和穴位來居家保健了。只不過，就像我們前面一再強調的，中醫講究整體辨證施治，而且其臟腑功能比西醫要廣泛的多，此外還有相剋相生的講究。所以，肺經不光是只管肺本身的問題，肺臟方面出了問題也不光是按摩肺經上的相關穴位，而往往是不同經脈上多個在功能上具有同樣作用的穴位一起著手，這些我們後文再敘。

# 六、奇經八脈

前面我們講「正經」時，可能有的讀者當時就在心底納悶了，既然有「正」，難道還有「斜」或是「歪」經不成。歪嘴和尚念跑了經那是他的事，我們人體是沒有歪經的，倒是有「奇經」。

奇經是與正經相對而言的，具有統率、聯絡和調節十二經脈中氣血的作用。由於其分布不如十二經脈那樣有規律，與五臟六腑沒有直接的屬絡聯繫，相互之間也沒有表裡對應關係，有異於十二正經，故曰「奇經」。奇經有八條，即督脈、任脈、沖脈、帶脈、陰蹺脈、陽蹺脈、陰維脈、陽維脈，合稱為「奇經八脈」。

奇經八脈是十二經脈之外的重要經脈，在循行分布過程中不但與十二經脈交叉相接，加強十二經脈間的聯繫，補充十二經脈在循行分布上的不足，而且對十二經脈的聯繫還產生分類組合的作用。如督脈與手足六陽經交會於大椎而稱「陽脈之海」，可以調節全身的陽經經氣；任脈聯繫手足六陰經而稱「陰脈之海」，可調節全身的陰經經氣；沖脈通行上下前後，滲灌三陰三陽，有「十二經脈之海」、「血海」之稱；帶脈約束縱行諸經，溝通腰腹部的經脈；陽蹺脈、陰蹺脈左右成對，有「分主一身左右陰陽」之說。



此外，奇經八脈雖然除任、督二脈外，不參與十四經氣血循環，但具有積蓄和調節十二經氣血的功能。當十二經脈氣血旺盛滿溢時，就會流入奇經八脈，蓄以備用；而當十二經脈氣血不足時，奇經中所涵蓄的氣血則「開閘放水」給予補充，以保持十二經脈氣血的相對恆定狀態。如果將正經比作溝渠河道，那麼奇經就相當於水庫湖澤。可見，奇經八脈的作用也是非同小可，難怪我們看到武俠小說中，要練成絕世武功，或者受傷嚴重至極在療傷時，都要「打通任督二脈」了。

## 督脈

1.[經脈循行]：位於人體正中線，起於尾椎下的長強穴，向後行於脊柱的內部，上達項後風府，進入腦內，上行巔頂，沿前額下行鼻柱，止於齦交穴。督脈統帥人體的陽經。（共28穴，圖16）

2.[主要病候]：脊柱強痛、角弓反張等證。

3.[主治概要]：主治精神疾病、熱病、腰骶、背、頭項局部病症及相應的內臟疾病。

4.[常用腧穴]：

### 長強

[定位]尾骨尖下0.5寸，在尾骨尖端與肛門的中點。

[主治]便血、便祕、痔瘡、脫肛、癲癇等。

### 命門

[定位]第二腰椎棘突下。

[主治]陽痿、遺精、帶下、月經不調、泄瀉、腰脊強痛等。

### 大椎

[定位]第七頸椎棘突下。

[主治]瘧疾、風疹、咳喘、發燒、盜汗、癲癇、頭痛、項強。

### 啞門

[定位]第一頸椎棘突下，後髮際正中直上0.5寸。

[主治]腦癱、癲癇、精神病、聾啞、頭痛、項強。

**風府**

[定位]頭正中線，後髮際正中直上1寸。

[主治]感冒、頭痛、項強、眩暈、咽喉腫痛、癲癇、中風。

**百會**

[定位]後髮際正中直上7寸。

[主治]頭痛、頭暈、神經衰弱、中風失語、癲癇、痔瘡、脫肛、失眠。

[簡便取穴法]兩耳尖連線與頭頂正中線的交點。

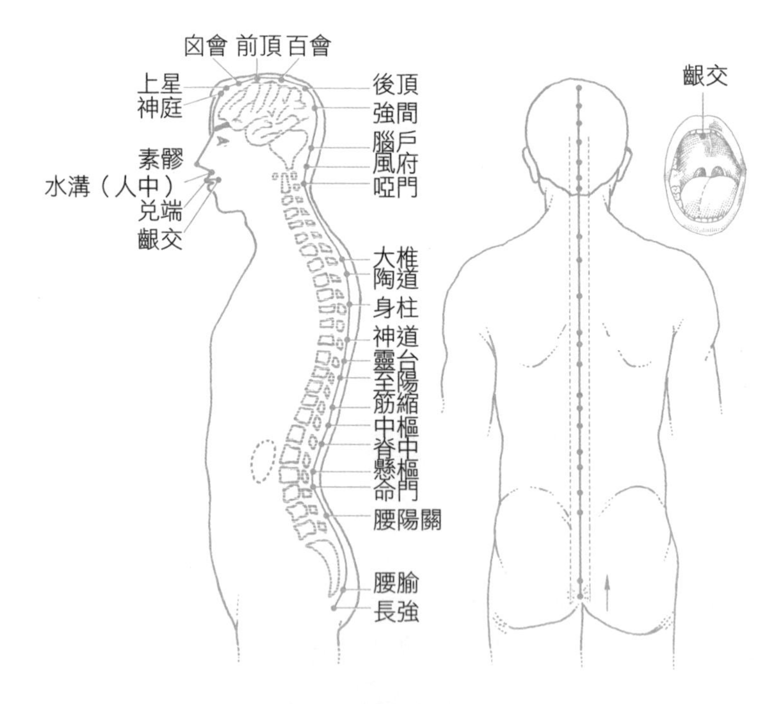


圖16　督脈循行穴位圖

**水溝（人中）**

[定位]鼻下，在人中溝中上1／3交界處。

[主治]中暑、休克、昏迷、癲狂、小兒驚風、口眼歪斜、腰脊強痛、急性腰扭傷。

## 任脈

1.[經脈循行]：循行在腹中線，起於小腹內，下出會陰穴，向上沿腹、胸經前正中線到達咽喉部，再向上環繞口唇，止於承漿穴。（共24穴，圖17）

2.[主要病候]：疝氣、帶下、腹中腫塊等。

3.[主治概要]：主治腹、胸、頸、頭面的局部病症及相應的內臟器官疾病，少數腧穴可治精神疾病。

4.[常用腧穴]：

**中極**

[定位]臍下4寸。

[主治]腎炎、膀胱炎、睪丸炎、遺尿、尿頻、尿瀦留、腹痛、遺精、陽痿、疝氣、月經不調、帶下、不孕、痛經。

**關元**

[定位]臍下3寸。

[主治]腹瀉、腹痛、腸痲痺、遺尿、尿頻、尿瀦留、便祕、遺精、陽痿、疝氣、月經不調、帶下、不孕。

**氣海**

[定位]臍下1.5寸。

[主治]腹痛、腹脹、便祕、遺尿、疝氣、遺精、月經不調、經

閉。

**神闕**

[定位]臍的中間。

[主治]腹痛、腹脹、腹瀉、脫肛、溺水、中風、虛脫。

**下脘**

[定位]臍上2寸。

[主治]腹痛、腹脹、腹瀉、嘔吐、消化不良。

**中脘**

[定位]臍上4寸。

[主治]胃炎、胃潰瘍、胃痛、腹脹、嘔吐、泛酸、消化不良、黃疸、癲狂。

**上脘**

[定位]臍上5寸。

[主治]胃痛、嘔吐、腹痛、腹脹、癲癇。

**膻中**

[定位]兩乳之間，胸正中線上。

[主治]胸悶、胸痛、肋間神經痛、乳腺炎、咳嗽。

**天突**

[定位]胸骨柄上緣的凹陷處。

[主治]氣管炎、咳嗽、氣喘、胸痛、咽喉腫痛、甲狀腺腫大。

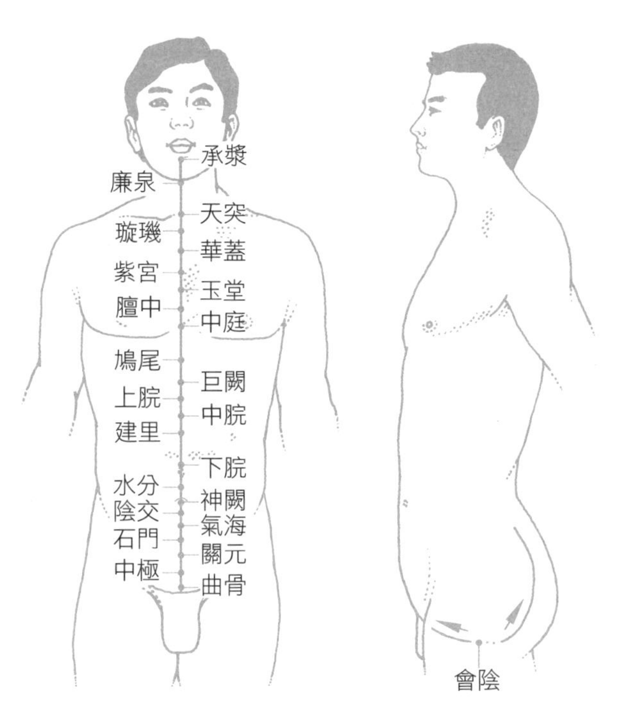


**圖17　任脈循行穴位圖**



**廉泉**

[定位]喉結上方凹陷處。

[主治]支氣管炎、咽喉炎、舌下腫痛、流涎、吞嚥困難。

**承漿**

[定位]唇下正中凹陷處，頦唇溝的中點。

[主治]顏面神經麻痺、口歪、牙痛、牙齦腫痛、流涎、癲狂。

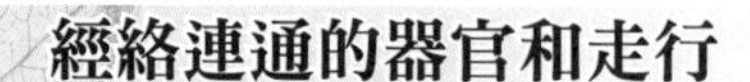

## 經絡連通的器官和走行

我們上面大講特講了半天的十二正經和奇經八脈，您也許有所了解，也許還是疑惑得像在雲裡霧裡，不管怎麼說，就此讓您運用經絡來保健多少有些勉強。所以，我們這裡先列舉了各條經絡所連通的主要器官，然後採取最直觀的辦法，見下圖所示：

| 經絡 | 所連通器官 |
|---|---|
| 肺經 | 呼吸系統、甲狀腺、副甲狀腺、皮膚 |
| 大腸經 | 結腸、直腸、上呼吸道（副鼻竇、咽喉）顏面下部皮膚、口腔 |
| 胃經 | 胃、乳腺、膝關節 |
| 脾經 | 免疫系統、內分泌系統 |
| 心經 | 心臟、血管、大腦 |
| 小腸經 | 十二指腸、空腸、回腸、肩關節 |
| 膀胱經 | 脊椎、泌尿系統、生殖系統、關節 |
| 腎經 | 生殖系統、泌尿系統、腰、腦、耳、骨骼系統 |
| 心包經 | 心臟、血管 |
| 三焦經 | 淋巴系統 |
| 膽經 | 膽囊、膽道、神經系統、微血管、呼吸系統 |
| 肝經 | 肝臟、眼、生殖器、神經系統、筋膜 |

整體而言，十二經脈的循行情況可以概括為：手三陰經從胸走手，手三陽經從手走頭；足三陽經從頭走腳，足三陰經從足走胸

腹。

其中，互為表裡的陰經與陽經在手足末端交接；陽經與陽經在頭面部交接；陰經與陰經在胸腹部交接。

這麼一列表和概括，您就容易分清楚了吧？

# 延伸閱讀　經絡的相關實證研究

對於謎語，人們總會好奇地去追根究柢。對於謎一樣神奇，卻又確有實效的經絡，也有很多科學家和民間人士一直在想方設法地研究、實證。

## 經絡是什麼樣子

現代經絡學研究證明，經絡的形態為一種類似於網織的立體組織結構，寬約1公釐，但又不是簡單的網織，而是具有多層次、多形態、多功能的立體網織，高低在各處組織不一。主要分布在皮下結締組織層，呈低電阻特性，具有傳導聲波、光波和輸送液體、核素的功能。

近年來，人們運用光學顯微鏡觀察經絡發現，經脈線所處的皮膚角質層較薄，表皮細胞間隙連接樣多，皮下組織中肥大細胞集中，肌層結締組織中含有豐富的血管和神經。而形態學研究發現，產生高振動聲波的結締組織束中有連續的神經和小動脈管存在，表明針刺時引起的微小搏動很可能與這些神經和血管的結構有關。

由此，經絡的代謝功能活躍，「行氣血」的功能是否與發現的這些特徵相關聯呢？還有待進一步研究。

## 經絡與神經的關係

中醫學認為，「營行於脈中，衛行於脈外」，對於這種「衛氣」的說法，學者運用組織生化學方法，在動物和外科手術中對小血管周圍的結締組織進行了切片，並在顯微鏡下做觀察，發現有腎上腺素能和膽鹼能神經末梢分布。據此，有學者認為，交感神經系統就是經絡實際上的重要組成部分。



也有學者對與經脈循行的神經分布做了解剖，認為凡是經穴敏感的部位，其神經分布就越密集。比如，對屍體上的腧穴進行解剖觀察，發現在324個腧穴的0.5公分直徑範圍內，有腦和脊神經分布者有323個（占99.6%）。其中，與淺層皮神經相關者有304個穴位（占93.8%），與深部神經相關者有153個穴位（占47.8%），與深淺神經相關者有137個穴位（占42.3%）。

### 經絡與動脈的關係

《難經》說，12經皆有動脈。

有關學者對309個穴位進行解剖，發現正當動脈者有24穴（7.26%），鄰近動脈的穴位共262個（占84.3%）。從腧穴部位來看，經絡血管有一定的關係。比如，穴區動脈的分布有一定的規律和形式，如規則性的輻射型與放射性排列型，及不規則的排列型等。這其中，輻射型排列者的中央部位往往就是穴位。

除了以上這些研究，相關學者還就經絡與淋巴管、經絡的傳入途徑、傳出途徑，以及經絡的循經感傳等課題進行廣泛的試驗與實證。

二十世紀七〇年代初期，中科院生物物理研究所祝總驤研究員透過二十多年，運用電子學、生物化學、生物物理學、聲學、光學、形態學及核素等各種科學檢測手段，準確揭露出人體經絡路線的分布位置，證實了古典經絡圖譜的高度科學性和客觀性。

# 七、人體開關——腧穴

「腧」通「輸」，或簡作「俞」；「穴」是空隙的意思。《黃帝內經》又稱之為「氣穴」、「氣府」等，《銅人腧穴針灸圖經》通稱為「腧穴」。《素問・氣府論》解釋腧穴是「脈氣所發」，《靈樞・九針十二原》說是「神氣之所遊行出入也，非皮肉筋骨也」。

我們前面講了經絡，在形式上，腧穴與經絡是「點」與「線」的關係。如果說五臟六腑是大城市，或者說大工廠和倉庫之類的主要據點，經絡就是連接、運送主要據點所生產和所需物質的道路或河流的話，那麼穴位大概可以比作道路和河流上的重要隘口和收費站，或者說是電線的開關。它們並不是孤立於體表單獨存在的一個點，而是與深部組織器官有著密切聯繫、可互相輸通經氣的特殊部位，有時候我們人體氣血不通，就是因為某個穴位卡住了，簡直就是「一夫當關，萬夫莫開」（就像家裡某個地方開關沒開，電燈當然就亮不了）。

腧穴是人們在長期的醫療實踐中由少到多陸續發現、逐步累積起來的。在生活實踐中，人們發現了體表的某一個點和某些部位與一些疾病密切相關，最開始可能是找到壓痛點，或是瘀血點，或者發現按壓某些部位後可減輕某種症狀，這樣日積月累，數量越來越多，就形成了一批較固定的治療點；然後人們就開始思考這些點之間會有什麼樣的聯繫，如一些壓痛點與某類疾病或某個臟腑發生的疾病關係密切，就有人試著把它們連成一條線，於是就組成了一條經脈。然後透過長期反覆的實踐和經驗的累積，逐步掌握了腧穴作用特性的規律，並予以整理，對腧穴進行了分類和歸經，接著就有了第二條、第三條……，形成了較為系統的經絡腧穴理論。

因為經絡是絡屬內外的，從體內通向體外，可以反映疾病產生疼痛，於是我們透過觀察穴位就可推論知道體內臟腑功能是否正常；從體外通向體內，則是指可以透過體表穴位的操作，將一些物理的、化學的體外刺激資訊傳遞到身體內部的臟腑，臟腑接受刺激之後，就會進行相應的功能調整，從而產生防治疾病的作用。從這個意義上說，腧穴既是發生疾病後的體外觀測點，又是進行治療的體表刺激點。

現代很多人對我們祖先傳下的經絡和穴位圖不理解，覺得不科學，甚至斥之為偽科學和迷信。其實回顧上述古人發現經絡、穴位的過程，我們不難發現，這個過程和我們前面舉例過的元素週期表何其相似——人們先是發現單獨的元素，然後將一些特徵、性質相同的元素分門別類列表，同時又透過元素週期表來尋找同族元素。而同族元素發現的越多，週期表就越完善，越便於引導發現新的元素——現代科學家們在製成和尋找新元素上花費了巨大的時間和精力，到目前為止還在孜孜以求；而我們的古人經過幾千年的摸索實踐，直接為我們留下了儘管還能更加完善，但畢竟已經很詳盡的現成的經絡和穴位理論和圖示。從這個意義上講，經絡和穴位圖，確實是先民留給我們的「天上掉下來的餡餅」似的寶貴科學財富。

## 腧穴的命名

由於人體腧穴數量眾多，為其命名也不是一件輕鬆的事情，古人用自己的聰明智慧解決了這一個複雜的問題。

1.以天文地理氣象來命名：如內關、關沖、風市、外關、華蓋、日月、上星、太白、曲池、支溝、後溪、水溝、少海、丘墟、承山、大陵、合谷等。

2.以動物器物結構來命名：如伏兔、攢竹、魚際、鳩尾、禾髎、地機、頰車、天鼎、人迎、百會、天窗、氣戶、天井、玉堂、紫宮等。

3.以人體形態功能來命名：如通天、迎香、光明、水分、聽會、廉泉、承漿、承泣、陰陵泉（內）、陽陵泉（外）、腕骨、心腧、肝腧、大椎、大腸腧、關元等。

## 腧穴的分類

腧穴與經絡是「點」與「線」的關係，這些「點」有的直接與經脈相通，位於主幹上，有的與其較小的絡脈相通，「長」在枝丫上；位置有深有淺，區域有大有小，如位於四肢末端的穴位較小較淺，位於大關節附近的穴位則較大較深。人體的腧穴很多，大致上可分為十四經穴、經外奇穴、阿是穴三大類：

### 1. 經穴

又稱為「十四經穴」，指歸屬於十二經脈或任脈、督脈的腧穴。該穴位特點是有名稱，有歸經，位置固定，有主治規律，能反映所屬經絡及臟腑的生理病理變化。

如中府穴，歸屬於手太陰肺經，位於胸外側部，平第一肋間隙處，距前正中線6寸，主治咳嗽、氣喘、肺脹滿等肺部疾病。



### 2. 奇穴

又稱為「經外奇穴」，亦稱經驗用穴。指未歸入十四經穴範圍，而有具體的位置和名稱的效穴。該穴位特點是有名稱，但無經屬，位置固定，對某些疾病有奇特的療效。如印堂、魚腰、太陽、十宣、四縫、八邪、腰痛點等穴。這些所謂的奇穴也是臨床實驗的產物，而且還在不斷地豐富和壯大中，如現代發現並提出的闌尾穴、膽囊穴、子宮穴等。另一方面，從歷史發展的角度來看，有些經穴即來源於奇穴，如風市穴最初作為經外奇穴記載於《肘後方》，後被歸入足少陽膽經。

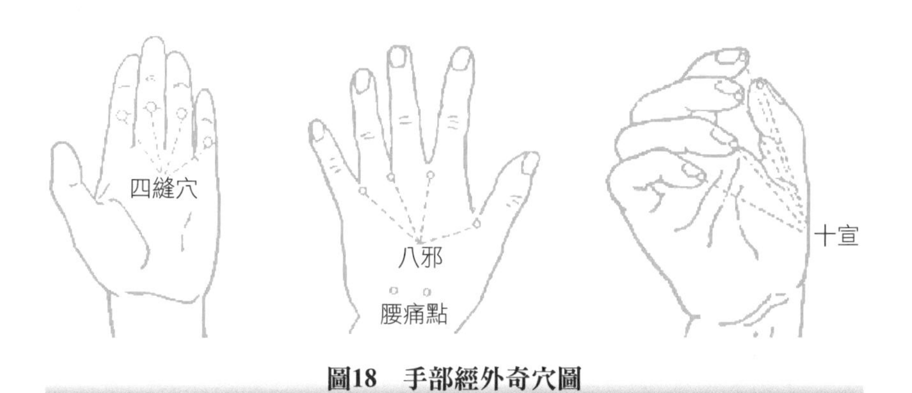


圖18　手部經外奇穴圖

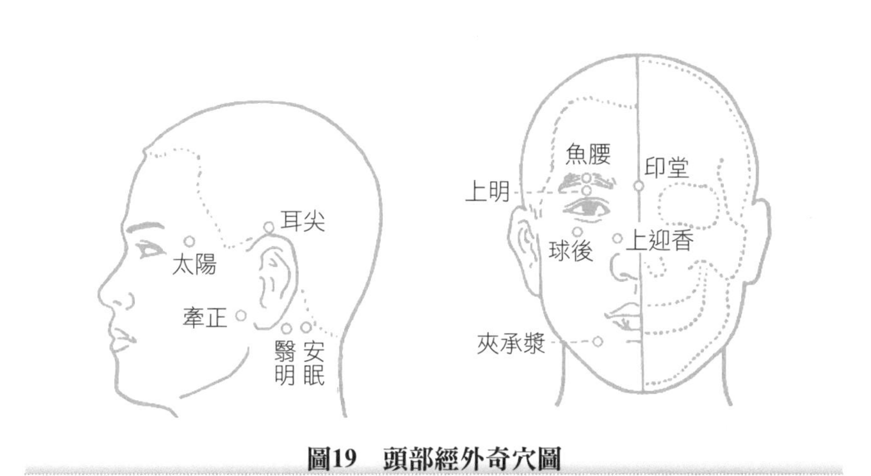


圖19　頭部經外奇穴圖





### 3. 阿是穴

又稱「不定穴」。指把病痛局部或與病痛有關的壓痛點、反應點作為腧穴，即「以痛為腧」，統稱為阿是穴。該類穴位無穴名，無經屬，位置不固定，無主治規律。這是最早的取穴方法之一，現在仍然是臨床治療疾病的一種簡易取穴法，特別是一些四肢骨關節疾病，在治療時往往就是經穴加上阿是穴配合來取穴的。



## 腧穴的作用

提及腧穴的作用，很多人第一反應是按摩，也就是產生治療的作用，其實這只是腧穴作用的一部分。腧穴作為臟腑經絡氣血轉輸出入的特殊部位，其作用與臟腑、經絡有著密切關係。在臨床實驗中，一方面，檢查腧穴是重要的傳統診斷方法；另一方面，選取腧穴並施以各種刺激，則可補虛瀉實、調整陰陽、防治疾病。

中醫認為，腧穴位於體表，從屬於經脈，並透過經脈向內連屬臟腑，是臟腑經絡氣血輸注出入的特殊部位，具有抵禦外邪、反映體內疾患、感受並傳入刺激等功能。從西醫解剖學的角度來看，穴位部的皮膚、皮下、肌層等組織內包含有各種感受器、游離神經末梢、神經束和神經叢等，形成較為敏感的區域，刺激這些部位具有很好的調節人體功能的作用。

近代大量的觀察和研究證明，針刺穴位所產生的調整作用是多方面的，除對神經系統功能有明顯影響外，還對呼吸、血液循環（包括微循環）、消化、排泄、內分泌、免疫等系統的功能以及體溫與物質代謝等方面的調節都有著不同程度的影響。



### 診斷作用

腧穴是疾病的重要反應點。以手指指腹按壓相應的特定穴，觀察皮膚的色澤、斑點，或觸摸局部硬結、隆起、凹陷、條索狀、腫脹、圓狀反應物等，可推斷疾病所在經脈、臟腑。如胃腸疾病常在足三里等穴出現壓痛、過敏、皮下結節等反應；肺臟疾病常在中府、肺腧等穴出現壓痛、過敏、皮下結節等反應；如檢查肝腧、太沖等，可用於診斷肝病，檢查中脘、足三里、胃腧等可以幫助診斷胃病。

### 治療作用

目前，腧穴刺激技術種類繁多，既有傳統針法、灸法、按摩法等，又有結合現代光、聲、電、磁、化學藥物等新技術、新方法。腧穴若接受適當的刺激，就可以疏通經脈、調和氣血、調整臟腑功能，達到扶正祛邪、防治疾病的目的。腧穴治療方法主要用於功能性疾病及某些器質性疾病，特別是對各種神經性疼痛、感覺障礙和各種功能失調的病症療效尤為顯著。

腧穴的治療作用主要可以分為近治作用、遠治作用、整體作用三個方面。

**1.近治作用：**指腧穴均能治療其所在部位局部與鄰近組織、臟器的病症。如眼區的睛明、四白、絲竹空、承泣、陽白等穴，均能治療眼部病症；上腹部的穴位多能主治肝、膽、脾、胃的病症；下腹部的穴位多能主治腎、膀胱的病症。

再比如我們中小學生每天都在做的眼睛保健操就是一個實例。透過選擇眼部周圍的穴位進行按摩，可以防治眼部疾病，特別是可預防近視眼、緩解視覺疲勞。

當然，在同一區域的腧穴除具有相同作用外，又有其不同的特點，有其中獨特的作用，臨床應用時應該既掌握其共性，又掌握其特性，才能做到正確選穴。

**2.遠治作用：**十四經所屬腧穴中，尤其是十二經脈在四肢肘膝關節以下的腧穴，不僅能治療局部病症，而且還能治療本經循行所過之處的較遠部位的臟腑、組織器官病症。在十二經脈四肢肘膝以下的腧穴中，腧穴的遠治作用尤其顯著。如神門屬於手少陰心經，可治療腋部、上臂、肘部、前臂、掌指部的病症以及本經循行所及的心臟疾患。

如針灸歌賦裡說的：「肚腹三里留，腰背委中求，頭項尋列缺，面口合谷收」就是講述穴位遠治作用的經典之談。如果您的腹部肚子有了什麼毛病，別怕，您可以透過對位於小腿的足三里穴進行治療而得到緩解；如果您的腰背部感到疼痛，別怕，您可以透過對膕窩部的委中穴進行治療而得到緩解……

**3.整體作用**：是指部分腧穴具有雙向性的良性調整作用和相對特異性的作用，大致有三種情況：

一是全身性治療作用。如關元穴、氣海穴治療脫證；豐隆穴治療痰證；風池穴治療風證；合谷、大椎、曲池諸穴均治療熱證；百會穴升提中氣等。

二是特定治療作用。如足三里能治療胃的病症；內關能治療胃的病症；膈腧能治療各種血證；定喘穴治療咳嗽、氣喘；四縫穴治療疳積、百日咳等。

三是長期的臨床經驗。如人中穴的急救作用；少澤穴治療乳癰、缺乳；曲池穴、血海穴能治療皮膚病症；支溝穴治療便祕；至陰穴用於胎位不正、難產的治療等。

## 延伸閱讀　全息穴

和上面所述的經絡和腧穴理論不同，全息穴及相關學說並不是老祖宗們傳下來的，可以稱作是現代中國人對傳統中醫的創造性發展。

生物全息學說認為，人體相對獨立的局部都包含有整體的全部資訊。在耳、足、手這樣的局部區域可以明顯地反映整個人體的生理、病理資訊。刺激這些局部區域的資訊點可以輔助治療相關疾病，這些資訊點就稱作全息穴。

到目前為止，已知手的第二掌骨側縱行分布著對應人體各部的全息穴，手掌（尤其手背）、耳郭上和腳底分布著反映人體各部位資訊的全息穴。關於手掌、耳和腳底全息穴的內容較多，我們到下一章再具體講述，這裡主要提及手的第二掌骨。

據張穎清教授研究發現，在手背的第二掌骨（食指延伸至手背的骨頭）外側（向著大拇指的那一側）分布著一個有序排列的穴位群。從掌骨頭後方的凹陷處開始，一直到與手腕的連接處，依序分布著頭、頸、上肢、肺、心、肝、胃、十二指腸、腎、腰、下腹、腿、足穴位（如圖20）。

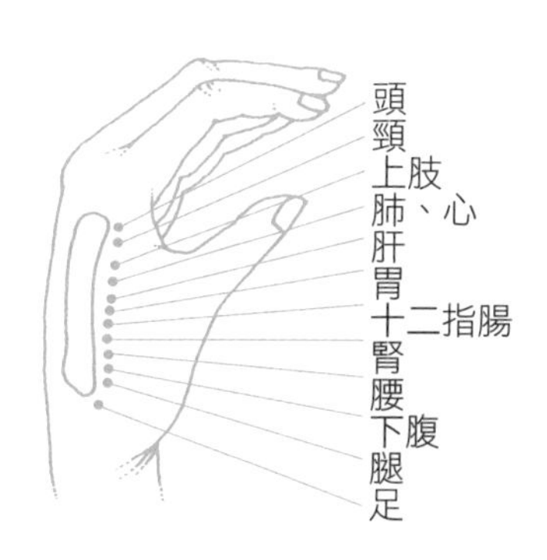


**圖20　手的第二掌骨全息穴位圖**

此圖所示的穴位群與全身是立體對應的，這些穴位所對應的不僅是穴名所指的部位和器官，還包括人體上與穴名所指的器官處於同一橫切面和附近的其他器官和部位。

所以，我們平時有事沒事，多撫摸和摩挲一下第二掌骨（也就是俗稱的虎口處），按揉各穴區可治療其相應部位或臟腑器官的病症，對刺激全身各器官的功能也是有幫助的。如：

頭穴：主治頭、眼、耳、鼻、口、牙等部病症。

頸肩穴：主治頸、甲狀腺、咽、氣管上段、食管上段等部病症。

上肢穴：主治肩、上肢、肘、手、腕、氣管中段、食管中段等部病症。

心肺穴：主治肺、心、胸、乳腺、氣管下段、食管下段、背部病症。

肝膽穴：主治肝膽病症。

脾胃穴：主治胃、脾、胰等病症。

十二指腸穴：主治十二指腸、結腸病症。

腎穴：主治腎、大腸、小腸等病症。

腰穴：主治腰、臍周、大腸、小腸部病症。

下腹穴：主治下腹、子宮、膀胱、直腸、闌尾、卵巢、睾丸、陰道、尿道、肛門、骶部病症。

腿穴：主治腿、膝部病症。

足穴：主治足、踝部病症。

本療法主要按揉區域在合谷穴及其附近。合谷穴對人體各部的作用較為廣泛，如在鎮痛方面，它幾乎對周身任何部位的痛證都有一定效果，其中效果最為突出的是頭項部，其次為胸部、腹部、下肢部、上肢部。所以本療法也可以看作是合谷穴區臨床應用的進一步發展。

# 八、原穴、募穴與背腧穴

上一節大致將人體的開關——各種穴位都講解完了。但是，可能就有讀者會問：渾身上下，十四經有52個單穴、309個雙穴，常用的經外奇穴有50個，還有數目眾多的阿是穴——這麼多穴位，我們又不是要去做中醫專家，不可能每天搬了椅子坐在陽台上專門去記它，哪裡記得住？

確實，這麼多穴位，要把它們的位置、所屬經絡及功能都記熟，對於一般讀者來說，實在是有些勉強。而本書號稱要讓不懂中醫的讀者也能學會居家按摩保健，如果連穴位都記不住，自行居家配穴按摩的宏偉目標如何能實現呢？

別急。既然我們日常工作和生活中，處理事情要抓重點，先解決主要問題，上述的問題，也有一把解決的鑰匙：記重要穴位。

這些重要穴位包括十二原穴、十二募穴和十一個背腧穴。只要記住了這三十多個穴位，再加上後面章節中所述的六個「萬金油」穴位，輔之以手、耳、腳底全息穴的應用，則我們居家按摩保健即便稱不上綽綽有餘，也足矣。



## 十二原穴

十二經脈在我們的手腕、腳踝附近各有一個原穴。

我們前面說過，原氣源於腎間動氣，是人體生命活動的原動力。而原穴正是臟腑的原氣經過、停留的部位。十二經脈在腕、踝關節附近各有一個原穴，合為十二原穴。如果臟腑發生疾患，都會反映到相應經脈的原穴上來。因此，我們透過對原穴的一些異常狀況的檢測和探視，可以推知臟腑氣血的盛衰。相應的，相關經絡所聯絡的各個系統和臟器的疾患，取其原穴刺激也有治療之效。

十二經與各自的原穴對應如下：膽經——丘墟、肝經——太沖、肺經——太淵、大腸經——合谷、胃經——沖陽、脾經——太白、心經——神門、小腸經——腕骨、膀胱經——京骨、腎經——太溪、心包經——大陵、三焦經——陽池。

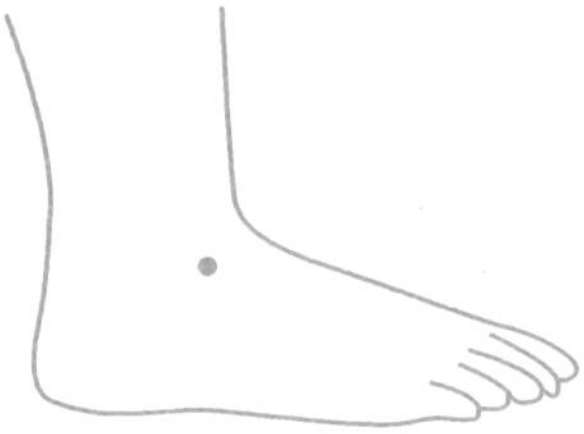

**膽經原穴——丘墟穴**：位於外踝前下方凹陷處，是膽經水濕風氣的生發之源，透過刺激本穴位，可使頭腦清晰、情緒穩定。

圖21　丘墟穴

**肝經原穴——太沖穴**：位於腳拇指和第二趾之間的夾縫向上移1.5寸，第一、第二趾關節後方，壓至感到動脈應手。肝經水濕風氣在太沖穴向上沖行，透過刺激本穴位，對心腦血管疾病及情緒壓抑有紓解作用，可緩解頭痛、眩暈、月經不調、遺尿、脇痛、腹脹、黃疸、嘔逆、咽痛、目赤腫痛、下肢痿痺等症狀。現代常用於治療腦血管疾病、高血壓、青光眼、顏面神經麻痺、癲癇、肋間神經痛、月經不調、小兒驚風、下肢癱瘓等。此外，還可以消除肝氣鬱結，尤其是女性朋友生悶氣，有明顯的疏泄作用。

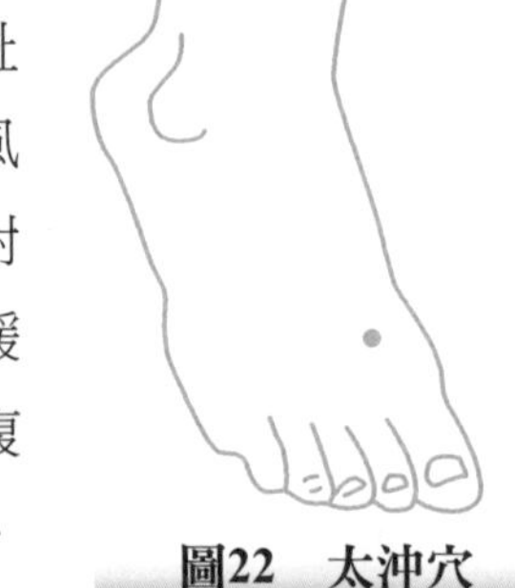
圖22　太沖穴

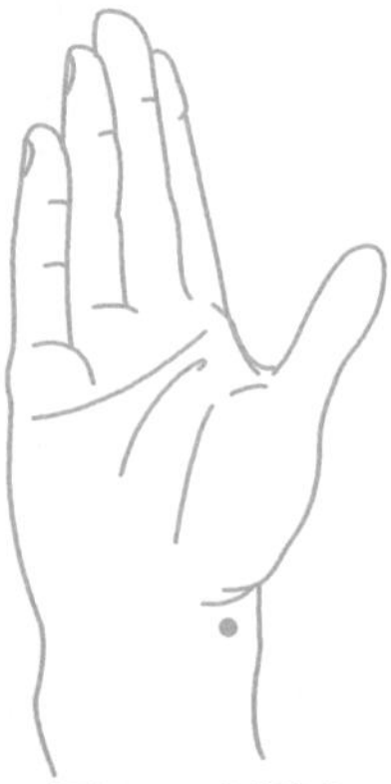

圖23　太淵穴

**肺經原穴——太淵穴**：位於手腕橫紋橈側端，橈動脈搏動處，為百脈之會，《難經》認為此處是人體五臟六腑氣血循環的起點和終點，所以我們看電視上或自己去找中醫號脈，手指就是搭這個地方。同樣，有些人想不開割腕自殺，也就是此處。

**大腸經原穴——合谷穴**：位於手背第一、第二掌骨之間，第二掌骨橈側的中點（即俗稱的「虎口」後緣）。中醫口訣云：「面口合谷收」，凡是顏面部的疾病如牙痛、頭痛、發熱、口乾、流鼻血、頸痛、咽喉痛以及其他五官疾病等都有療效。大腸經在合谷穴形成強盛的水濕風氣，透過刺激本穴位，可緩解牙痛、青春痘、三叉神經痛、眼睛疲勞、咽喉痛、耳鳴、面部神經麻痺、口眼歪斜、打嗝等。

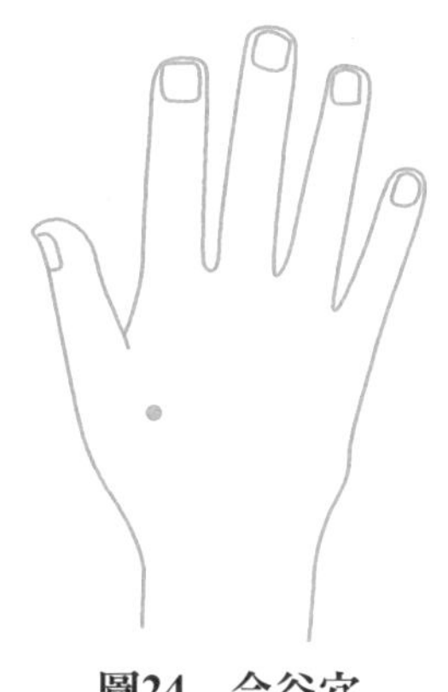

圖24　合谷穴

**胃經原穴——沖陽穴**：位於足背的最高處，在足大拇趾與二趾延長肌腱之間，足背動脈搏動處。胃經經水在沖陽穴氣化為陽熱之氣，透過刺激本穴位，可以燥化胃經水濕，生發陽氣。

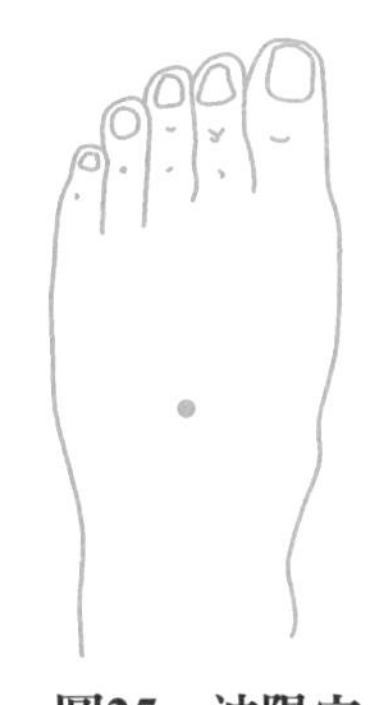

圖25　沖陽穴

**脾經原穴——太白穴**：位於足內側緣，第一蹠骨關節前下方，赤白肉際處。脾經的水濕之氣在太白穴處吸熱蒸升，補充肺性陽氣。透過刺激本穴位，可治濕疹。

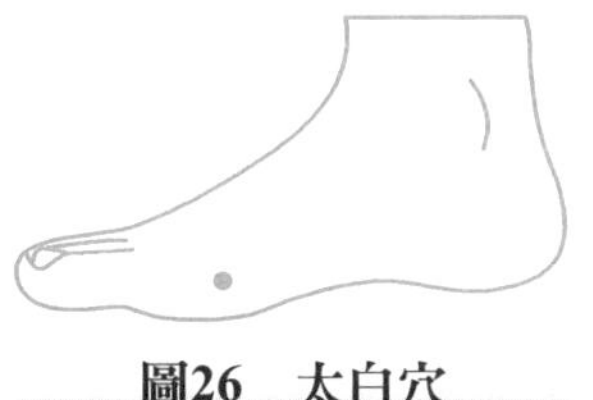

圖26　太白穴

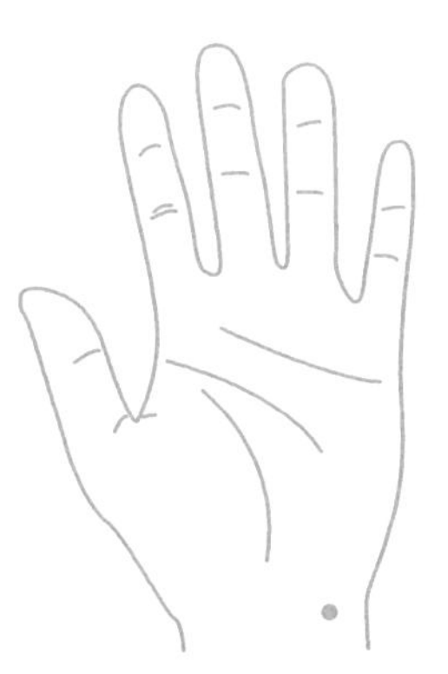

圖27　神門穴

**心經原穴——神門穴**：位於手腕掌側，腕橫紋尺側端凹陷處。顧名思義，門是門戶的意思。因為心主神，此處為神門，表示心經體內的氣血由此交於心經體表的經脈。透過刺激本穴位，可降低血壓、補益心氣。

**小腸經原穴——腕骨穴**：位於手背尺側，第五掌骨基底後端與鉤骨之間的凹陷處。按摩腕骨穴可生發小腸經經氣，值得一提的是，刺激本穴還可治睡覺落枕。

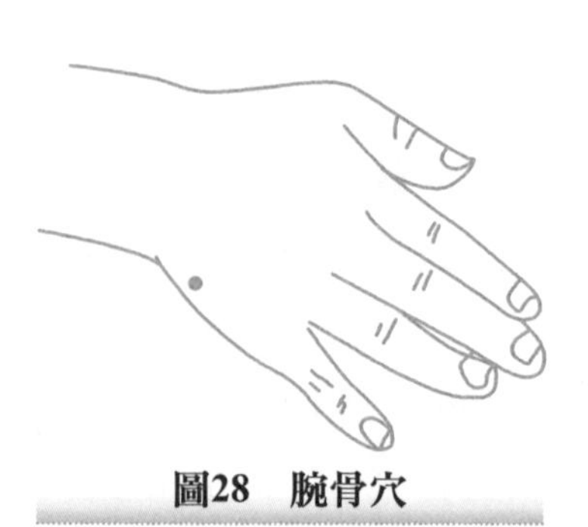
圖28　腕骨穴

**膀胱經原穴——京骨穴**：位於足部外側赤白肉際，第五蹠骨基底部凹陷處。膀胱經的濕冷水氣在京骨穴處聚集，吸熱之後循膀胱經上行，按摩此處可生發氣血。

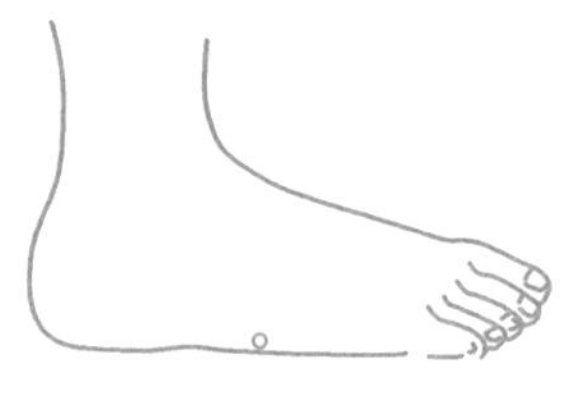
圖29　京骨穴

**腎經原穴——太溪穴**：位於足部內踝尖與腳跟跟腱連線的中點處。腎經的水氣在太溪穴處吸熱壯大後循經上行，對於平時常手腳冰冷的讀者來說，一定要記住此穴，通常可以在睡前刺激此穴，每天反覆刺激，對治療手腳冰冷極有效。刺激此穴，可緩解頭痛、齒痛、咽喉腫痛、失眠、健忘、目眩、耳聾、耳鳴、腰脊痛等腎虛性病症及月經不調、遺精、陽痿、小便頻數等泌尿生殖系疾患。現代常用於治療腎炎、膀胱炎、月經不調、遺精、遺尿、牙齦炎、踝關節扭傷等。

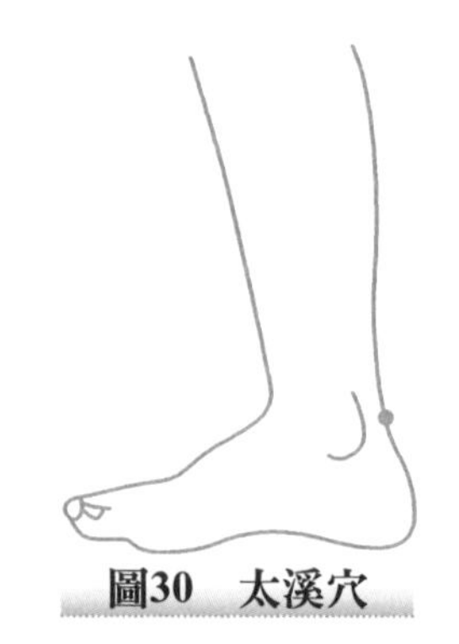
圖30　太溪穴

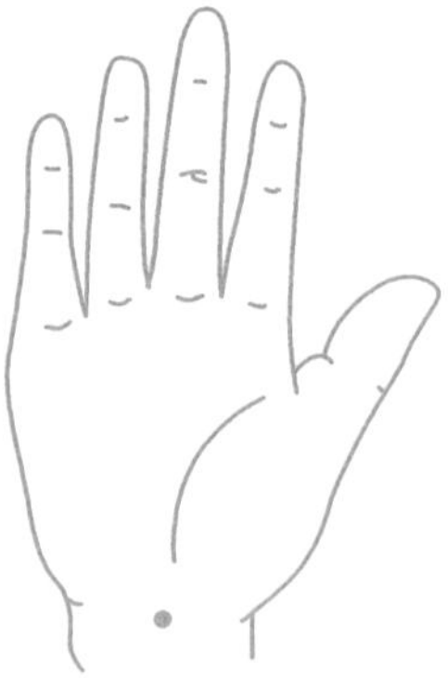

**心包經原穴——大陵穴**：位於手腕關節橫紋中點處，兩筋之間。大陵穴氣血以氣為主，刺激本穴可燥濕生氣、鎮靜安神、理氣

圖31　大陵穴

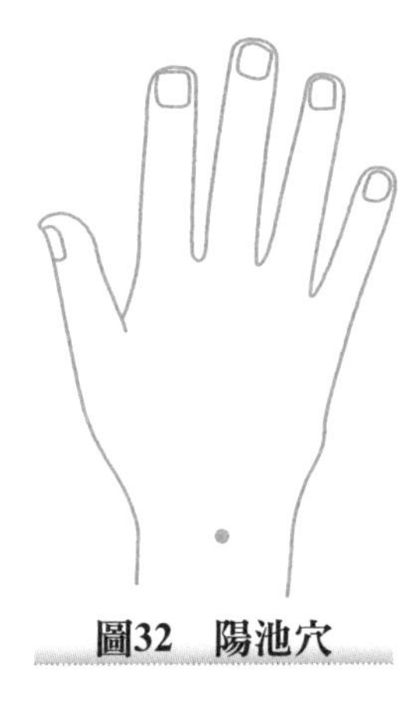
圖32　陽池穴

止痛。

**三焦經原穴——陽池穴**：位於手背腕橫紋中間偏尺側的凹陷處。三焦經的氣血在陽池穴吸熱後化為陽熱之氣。本穴生發陽氣，溝通表裡，可緩解腕部疼痛、前臂疼痛麻木、肩痛、耳聾、消渴、口乾、咽喉腫痛等。現代常用於治療糖尿病、咽喉炎、腕關節扭傷及關節炎等。對於手足冰冷的人，用另一隻手的中指按壓此處，很有療效。

## 十二募穴

「募」，有聚集、匯合之意。募穴分布在胸腹部，是臟腑之氣匯聚於胸腹部的特定腧穴。六臟六腑各有一募穴，共十二個。募穴均位於胸腹部相關經脈上，其位置與其相關臟腑所處部位相近。

有一個口訣可以幫大家快速記住它們：

> 大腸天樞肺中府，小腸關元心巨闕，膀胱中極腎京門，肝募期門膽日月，胃募中脘脾章門，三焦募在石門穴，膻中穴是心包募，從陰引陽是妙訣。

這個口訣很清楚地列舉了各條經絡和其對應的募穴。比如，大腸經為天樞穴，肺經為中府穴；小腸經為關元穴，心經為巨闕穴；膀胱經為中極穴，腎經為京門穴；肝經為期門穴，膽經為日月穴；胃經為中脘穴，脾經為章門穴；心包經為膻中穴，三焦經為石門穴等。

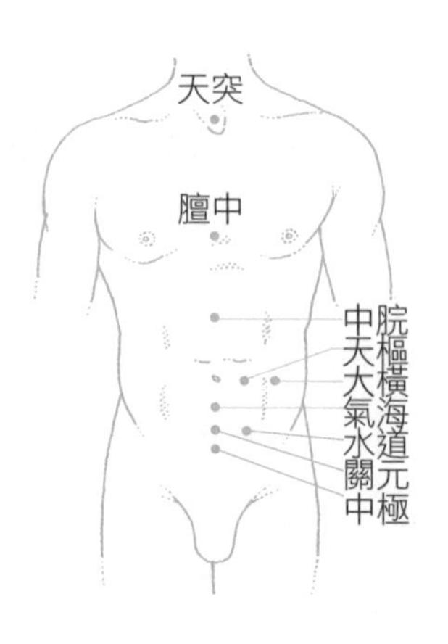


**圖33　前胸腹募穴**

募穴多用以診斷和治療本臟腑病症。比如，《素問・奇病論》：「膽虛氣上溢而口為之苦，治之以膽募腧。」臨床上募穴可與下面所述的背腧穴配合應用，稱「腧募配穴」。

## 背腧穴

前面我們講膀胱經的圖示上，大家可以看到，人體背部的膀胱經上分布著肺腧、心腧、肝腧等穴位，這些腧穴都位於脊椎旁開1.5寸的第一條膀胱經上，大致與相應臟腑的分布位置相對應（見圖34）。這些腧穴可以說是相應臟腑的反應點和排毒的總開關，對調節臟腑的功能很有好處，尤其是對相應臟器的排毒針對性非常強。

我們曾經打比方說人體就是個小小的獨立王國，五臟六腑是主機和城市據點，各個經絡是運送物質的道路和河流，各個穴位就是開關和關卡、隘口。

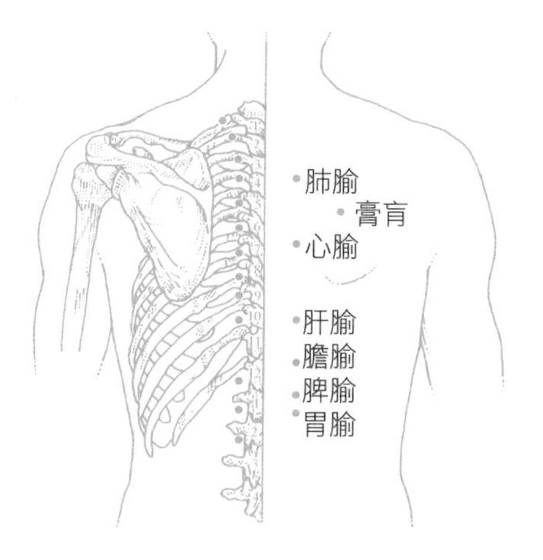


**圖34　背腧穴**

按照這個比方的體系，膀胱經大致就相當於城市中的下水道。正常情況下，各個臟器產生的廢物和垃圾都藉由膀胱經這條專門的下水道進行代謝，主要是以大小便的形式排出。但是，有正常當然就有不正常，當我們人體產生的垃圾和毒素太多，或者我們的腎臟和大腸功能出現問題，人體就會自動代償性地透過其他所有可以排毒的通路盡量排毒，如皮膚、毛髮和毛孔，甚至背上的這些腧穴都是可以利用的通路。

也正因為如此，我們常有這樣的經驗和體會：很多人背上都會長一些痤瘡和丘疹類的疙瘩，當我們自己感冒或生病時，背上也往往會有這樣的東西，實際上這是我們人體自身在想辦法排毒。很多人看到臉上、背上長痘痘，第一反應就是塗藥，讓它自動消失或吸收，其實這樣並不好。這相當於強制性地關閉了排毒的管道開關，把毒素又逼回體內，類似於大家所熟知的大禹他老爹鯀治水：堵而不疏，治水時間久了，堵不住了，堤壩就被沖垮了。排毒，堵久了，毒素大量存積，人就病了。

所以，我們要保健，不僅要保證大小便的通暢，也要保證背上腧穴排毒的通暢。事實上，現代人越來越熱中的背部拔火罐、刮痧，也就是加強排毒。同樣地，在我們居家按摩保健裡，前面胸腹的募穴和背部的腧穴前後搭配，雙管齊下，自然就會事半功倍。

# 第二章

# 經絡調理過渡篇——

## 修行在個人

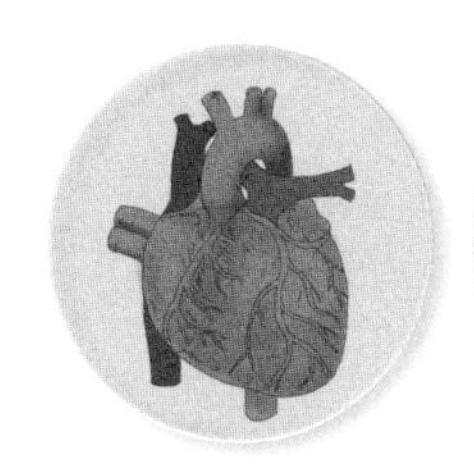
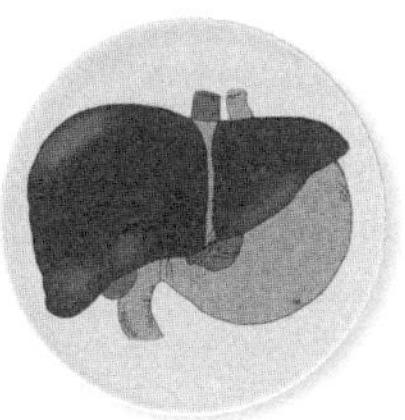
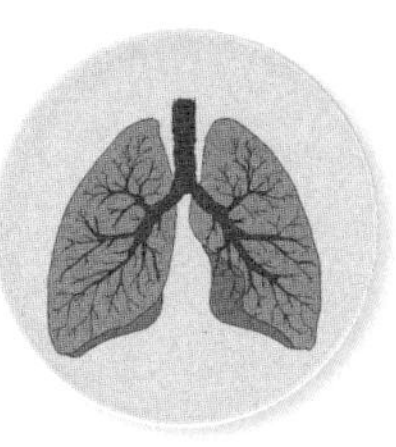
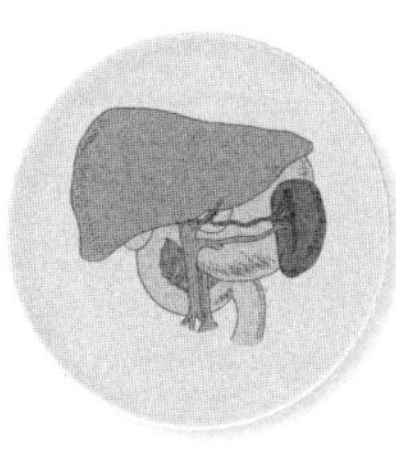
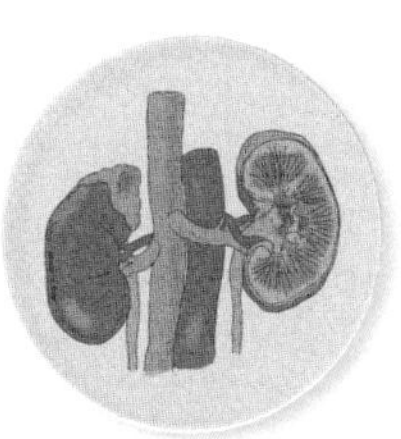

俗話說得好：「師傅引進門，修行在個人。」

在講完了枯燥的基礎理論知識後，就將進入到實戰環節了。我們要做到居家養五臟，自己在家裡做按摩，首要的是知道哪些穴位對哪些器官和疾病有保健或治療的作用，這個問題上一章已經大致講過了，本章做一個細化；其次，是能夠找對相應的穴位的位置，要不然按了半天位置按錯了，那就有可能事倍功半，甚至產生反作用了；另外，按摩的手法也是有講究的，大家也有必要涉獵。

# 一、取穴、配穴有規則



中醫學講究整體辨證施治，所以頭痛不光是治頭，腳痛也許不一定治腳。這一系統理論原則反映到我們按摩保健方面，就造成了我們取穴的多樣化和複雜性。

我們前面講過，五臟六腑透過經絡之間互相連接、互為表裡，形成一個統一的整體，在功能上相互協調，互相制約。同時，五臟又與體表的一些器官相關聯，相互影響，而五行相剋相生之下，在治療上也可以產生相互調節的作用。比如心臟與小腸互為表裡，因此心臟有問題可以取小腸的相關穴位，小腸有問題也可以取心穴治療；再比如，肝主目，腎主骨，肺主皮，因此皮膚病可以取肺穴治療，骨病可取腎穴治療，眼病可取肝穴治療。

整體上，有幾個「總開關」和「萬金油」通常都會用到，大家可以透過下面的口訣來記憶：

腹肚三里留，腰背委中求；頭項尋列缺，面口合谷收；痠痛取阿是，胸肋內關謀。

這個口訣大致說明了腹肚、腰背、頭項、面口、胸肋等部位的問題，可以分別取足三里、委中、列缺、合谷、內關這幾個常用穴位，而各處的痠痛則去找周圍的阿是穴。

此外，就像一個人往往有各種不同的才能，一種藥可以作用於不同的疾病一樣，很多穴位在主治某些疾患之餘，還可以對其他疾患的治療發揮治療作用或產生輔助作用。所以，我們在實際治療某種疾患的過程中，往往不是單獨選取某個穴位，而是取多個穴位讓它們各盡其力，「眾人拾柴火焰高」。但有人的地方就有江湖，人多了就會出現以誰為主，以誰為輔，如何分工組合和搭配的問題。於是，這又牽涉到配穴。

中藥的運用講究君臣佐使，那麼，按摩過程中取穴和配穴又該遵循哪些原則呢？

## 腧穴、奇穴取穴

### 1. 循經取穴

即按照患病部位或器官所屬的臟腑和經絡循行部位取穴。某一經絡或臟腑有病，就選用該經脈或所病臟腑本經腧穴、原穴施治。也可取表裡經、同名經或其他經脈的腧穴配合使用。一般以取肘、膝以下的穴位為主。比如：胃痛取胃陽明經的足三里；心絞痛取手厥陰心包經的內關穴；下肢外側疼痛取陽陵泉、懸鐘、足臨泣；急性腰痛選委中穴；咳嗽、咯血等肺系病症選取手太陰肺經的尺澤、魚際、太淵，都是在所病臟腑、經脈本經取穴；再比如，脾虛泄瀉取公孫、足三里穴則是表裡經配合取穴。

### 2. 局部鄰近取穴

即選取病症所屬的局部或鄰近的腧穴施治。比如：腎病取腎腧穴、志室穴；肩病取肩髃穴、臑腧穴；口齒病取大迎穴、承漿穴；鼻炎取鼻旁的迎香穴；胃痛取腹部的中脘、梁門穴；胸痛取胸骨處的膻中、中府穴；子宮脫垂施三角灸等都是取腧穴治療局部病症。

局部取穴還包括在體表可見的病損部位選取阿是穴或其他刺激點。比如關節腫痛在局部尋找壓痛點施治，臨床上應用壓痛點治療擊仆、扭傷、痺證等疼痛，均有較好的效果；再比如風濕結節、褥瘡、神經性皮膚炎等，在其表面施治。

### 3. 按神經分布取穴

即按照患病部位相關神經分布和走行取穴。比如顏面神經麻痺選取顏面神經分布線上面的四白、下關等穴；坐骨神經痛取坐骨神經行走線上的跳環和殷門穴；各個內臟的疾患取各自區間脊神經分布的相關穴位等。

### 4. 隨證取穴

也稱對證取穴或辨證取穴，是指針對某些全身症狀或疾病的病因與病機而選取腧穴。我們平時在臨床上有許多病症，如發熱、失眠、多夢、自汗、盜汗、虛脫、昏迷、抽風等全身性疾病和症狀，往往難以辨位，不適合用上述取穴方法，這時候就必須根據病症的性質進行辨證分析，將病症歸屬於某一臟腑和經脈，再按照隨證取穴的原則選取適當的腧穴治療。如因心腎不交的失眠，辨證歸心、腎兩經，所以可以取心、腎經的神門、太溪等腧穴。

對於有些突出或常見的症狀，也可結合臨床經驗來選穴。比如發熱者可取大椎、曲池，痰多者取豐隆等，也可歸於隨證取穴的範疇。

## 全息穴的取穴

全息穴的取穴相對簡單。大致可以歸結為以下幾類：

一是按照對應部位取穴。比如，膽病取肝膽穴，腎病取腎穴。

一是根據人體各部分的生理功能取穴。比如甲狀腺疾患，除按摩和甲狀腺功能直接相關的腳底甲狀腺穴，還可以按摩腦垂體穴，因為腦垂體會分泌激素，對甲狀腺、副甲狀腺、腎上腺等內分泌腺有調節作用。

一是根據五臟六腑互為表裡和相剋相生來取穴。比如我們之前舉例過的皮膚病取肺穴，骨病取腎穴。這一點要做到要求比較高，需要您對前面所述的五臟六腑互為表裡的關係很熟悉，對五臟相剋相生的關係以及誰為子、誰為母很了解，再然後是哪些全息穴的所在區域對應哪些臟器。若是您忘記了，大可對比本書前後查找。

此外，還可以根據臨床經驗取穴，比如頭昏取甲狀腺穴，降血壓取耳尖穴，神經痛取腰椎穴等等，廣大讀者可以邊實踐邊累積。



## 配穴

配穴，是在選穴原則的基礎上，根據各種不同病症的治療需要，選擇具有協調作用的兩個以上的穴位加以配伍應用的方法。一般，我們最好選擇不超過五個穴位來搭配。

作為我們廣大讀者的居家養生保健，完全可以在配穴時，按照如下方法來進行選穴搭配：

首先，根據疾患所屬的臟器選取與其相應的膀胱經腧穴，配上胸腹部的募穴，它們相當於各自系統的最高主管，選它們總是錯不了的；然後根據我們上面所述的選穴原則，選取與疾患同經絡的1～3個相關腧穴；再選取一個相應的腳底全息穴；如果覺得意猶未足，可以再酌取腿腳部的太沖、三陰交和足三里這三個「萬金油」穴位，這樣就大致大功告成了。

具體而言，配穴方法有如下幾種：



### 1. 前後配穴法

此法多用於胸腹疼痛疾患，可以先用手在胸腹部探明痛點，然後向背腰部劃一平行弧線正對痛點，對此二點進行按摩。如胃病疼痛者，腹部可取梁門、背部可取胃倉。

### 2. 上下配穴法

上下配穴法在臨床應用上最廣。上是指上肢和腰部以上，下是指下肢和腰部以下。例如胃病，上肢取內關穴、下肢取足三里穴；咽喉痛、牙痛，上肢取合谷穴，下肢取內庭穴等。

### 3. 左右配穴法

這是利用經絡循行交叉的特點取穴，多用於頭面部疾患。如左側面癱取右側的合谷穴，右側面癱取左側的合谷穴。又因經絡的分布是對稱的，所以臨床上對於內臟病症的取穴，一般均左右同用，以加強其協調作用。如胃病取兩側的胃腧穴、足三里穴。

### 4. 表裡配穴法

這是利用臟腑經脈的陰陽表裡之關係來配穴。即陰經的病變，可同時在其相表裡的陽經取穴，陽經的病變，可同時在其相表裡的陰經取穴。如胃痛，可取足陽明胃經穴，配以足太陰脾經穴。

### 5. 遠近配穴法

是前述局部選穴原則中「近部選穴」與「遠部選穴」配合使用的方法。例如胃病取中脘穴、胃腧穴等為近取法，取內關穴、足三里穴、公孫穴等是遠部取穴法。

對此，南京中醫藥大學金宏柱教授曾就針灸、按摩的選穴、配穴編了一首二十四穴口訣歌，更便於讀者速記。

百病防治廿四針，請君熟記穴功能。
頭面太陽百會池，上肢肩曲內谷門。
腹取脘樞與關元，背腧肺心肝脾腎。
腰腿環跳與委中，絕骨陵泉與崑崙。
諸病酌配沖陰裡，隨機應變效如神。

這首歌訣怎麼理解呢？

頭面部：主要取太陽、百會、風池三個穴。

上肢：肩髃、曲池、內關、合谷、神門五個穴。

胸腹：中脘、天樞、關元三個穴。

背腰：心腧、肝腧、肺腧、脾腧、腎腧五個穴。

腰腿部：環跳、委中、陽陵泉、絕骨（懸鐘）、崑崙五穴。

再加上太沖、三陰交和足三里這三個「萬金油」穴位，一共二十四個。有這二十四個穴位抽取搭配，對我們平時身體的一般疾病，基本上都可以解決或緩解了。

### 小妙方　身體按摩的必選腧穴

1.全身疾病：大椎、足三里。

2.呼吸系統、皮膚疾病：肺腧、風門、膻中。

3.循環系統疾病：心腧、厥陰腧、脾腧、神道、巨闕。

4.消化系統疾病：肝腧、膽腧、脾腧、胃腧、三焦腧、大腸腧、中脘、上脘、天樞。

5.泌尿系統疾病：脾腧、腎腧、膀胱腧、中極。

6.內分泌系統疾病：肺腧、心腧、腎腧。

7.神經系統、腦血管疾病：心腧、肝腧、腎腧、神道、靈台。

8.運動系統疾病：腎腧、脾腧、肩髃、肩貞、肩中腧、肩外腧、環跳、殷門、伏兔、風市。

# 二、四招學找穴



上面說了半天如何選穴和配穴，有的讀者可能就會說了：「前提是，我得知道穴位在哪裡，能夠找得準才行嘛。」確實，儘管我們前面配有循經路線的圖片，似乎按圖索驥很簡單。但圖片上清清楚楚的部位，落實到自己身上，就不一定能拿捏得那麼準，甚至是「失之毫釐，謬以千里」了。事實上，工作和生活中不只一次的聽到有人抱怨諸如「我按了半天，也沒確定按的三陰交和足三里到底對不對，自己覺得好像不一定準」的問題。

另一方面，臨床實踐證明，治療效果的好壞與取穴是否準確有著密切的關係。比如，同樣的疾病，或是同一個人的老毛病發作了幾次，找不同的大夫來治療，結果有的療效明顯，有的卻沒有什麼效果，甚至有的還加重了病情。除了疾病本身的複雜性外，一個不容忽視的客觀現實就是——醫生的醫療技術水準是參差不齊的！現在換成我們自己來做按摩，當自己的醫生，哈哈，我的身體我做主，您是要做一位良醫還是做一位庸醫呢？如果想要成為前者，就首先必須學會準確地找到穴位的具體位置。

其實，找穴說難也不難。因為我們身體的穴位分布本身也有一些特點：它們通常位於關節的凹陷處、骨頭與骨頭的相互連接處或是肌肉的外緣。同時，位於全身正中線的任、督二脈穴位本身也十分容易確定，我們也可以利用任督二脈的穴位作為兩旁經穴的參照點。此外，因為人體穴位具有對稱性，只要找到一個，另一側的就好辦了。當然，由於每個人有個體差異，穴位的位置也可能有些差異，但整體上可以遵循上述特徵去摸索。

這裡有四招，教你如何去準確定位、找穴。四招分別為：指寸定位法、體表自然標誌定位法、骨度折量定位法和簡易取穴法。



## 指寸定位法

指寸定位法，是把本人的手指規定為一定分寸，用以比量腧穴位置的定位方法，又稱手指比量法、手指同身寸取穴法。常用的有以下三種（如下圖）。

### 1. 中指同身寸

以中指屈曲時，中節橈側兩端紋頭（拇、中指屈曲成環形）之間的距離作為1寸。適用於四肢部腧穴的縱向比量以及背腰部腧穴的橫向定位。

### 2. 拇指同身寸

以拇指的指間關節寬度作為1寸。

### 3. 橫指同身寸

將食指、中指、無名指和小指併攏，以中指中節橫紋所在部位為標準，此處測量的四指的寬度作為3寸，或以食、中二指併攏的寬度作為1.5寸，食指中、末兩節長度作為2寸等。該比量方法多用於上下肢、下腹部的直寸，以及背部的橫寸取穴。

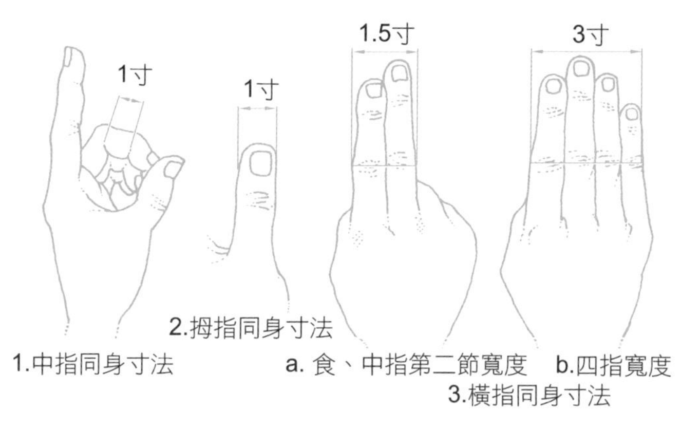


**圖35　指寸定位法**

## 體表標誌定位法

我們人體體表本身具有一些特徵部位，此方法是以人體表面的各種解剖學標誌為依據來確定腧穴位置的，體表解剖標誌有固定標誌和活動標誌兩大類。

為了準確地找到穴位，有必要了解人體的基本結構，特別是一些容易辨認的主要骨骼、主要肌肉及其在體表的位置。當然，不一定要全部都滾瓜爛熟地記住，但是這些知識多知道一點的話，對於您精確地鎖定穴位是非常有益的。

### 1. 固定標誌

是指利用體表容易辨認的五官輪廓、毛髮、指甲、乳頭、肚臍、骨頭凸起和凹陷、肌肉隆起等部位作為取穴時的標誌。如腓骨頭前下方1寸定陽陵泉；足內踝尖上3寸，脛骨內側緣後方定三陰交；眉頭處定攢竹；肚臍旁開2寸定天樞等。

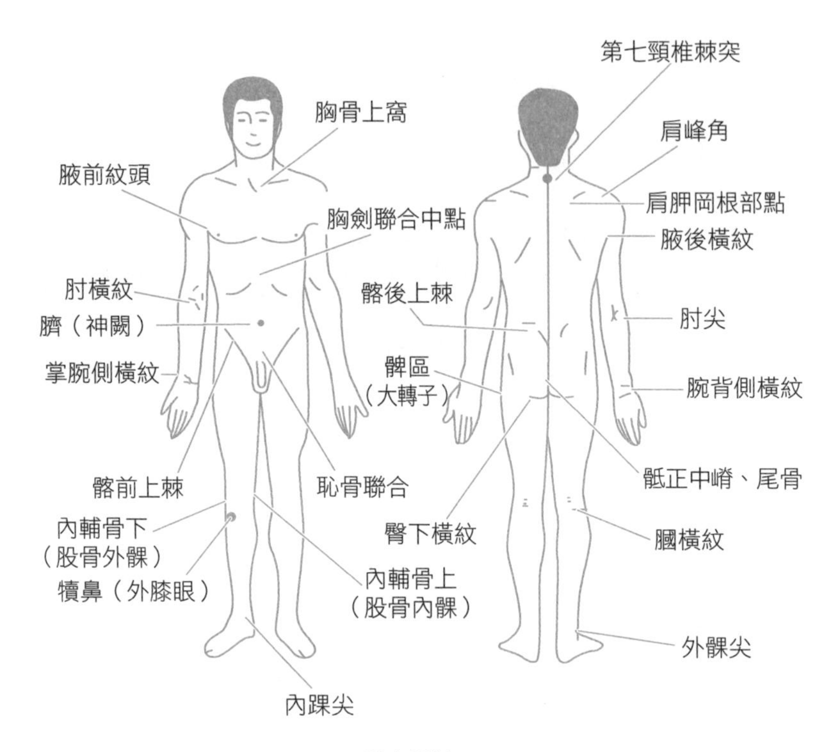


體表標誌

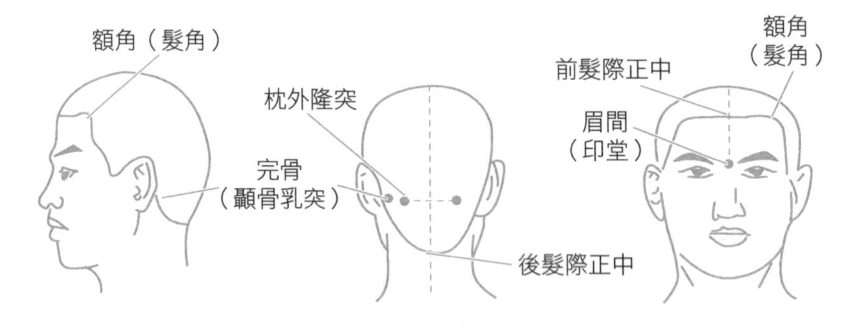


頭部體表標誌

**圖36 全身各部主要體表標誌**

### 2. 活動標誌

是指利用人體各部位的皮膚、肌肉、肌鍵、關節等隨著肢體活動而出現的凹陷、皺紋、尖端等作為取穴時的標誌。這意味著取穴時需要採取相應的姿勢或動作才會出現這些活動標誌，如取聽宮應在耳屏與下頜關節之間微張口時呈凹陷處；取頰車應在下頜角前上方約一橫指，當咀嚼時咬肌隆起按之凹陷處等。

## 骨度折量定位法

是以體表骨關節為主要標誌，將兩個骨節之間的長度或寬度折算為一定的分寸，用以確定腧穴位置的方法。這種方法不論男女、老少、高矮、胖瘦，都可按照此標準在他自己身上進行測量。

如前後髮際間為12寸；兩乳間為8寸；胸骨體下緣至臍為8寸；臍至恥骨聯合上緣為5寸；肩胛骨內緣至背正中線為3寸；腋前（後）橫紋至肘橫紋為9寸；肘橫紋至腕橫紋為12寸；股骨大粗隆（大轉子）至膝中為19寸；膝中至外踝尖為16寸；脛骨內側髁下緣至內踝尖為13寸；外踝尖至足底為3寸。（表6）

**表6　骨度折量分寸表**

| 部位 | 起止點 | 折量分寸 | 說明 |
|---|---|---|---|
| 頭面部 | 眉間（印堂）→前髮際正中 | 直3寸 | 確定前、後髮際及頭部經穴的縱向距離 |
| | 前髮際正中→後髮際正中 | 直12寸 | |
| | 第七頸椎棘突下（大椎）→後髮際正中 | 直3寸 | |
| | 眉間（印堂）→後髮際正中→第七頸椎棘突下（大椎） | 直18寸 | |
| | 前額兩髮角（頭維）之間 | 橫9寸 | 確定頭前部經穴的橫向距離 |
| | 耳後兩乳突（完骨）之間 | 橫9寸 | 確定頭後部經穴的橫向距離 |
| 胸腹脇部 | 胸骨上窩（天突）→胸劍聯合（歧骨） | 直9寸 | 確定胸部任脈穴的縱向距離 |
| | 胸劍聯合（歧骨）→臍 | 直8寸 | 確定上腹部經穴的縱向距離 |
| | 臍→恥骨聯合（曲骨） | 直5寸 | 確定下腹部經穴的縱向距離 |
| | 兩乳頭之間 | 橫8寸 | 1.確定胸腹部經穴的橫向距離<br>2.女性可用左、右缺盆穴間的寬度來代替兩乳頭之間的橫寸 |
| | 腋窩頂點→第11肋骨端（章門） | 直12寸 | 確定脇肋部經穴的縱向距離 |
| 背腰部 | 肩胛骨內緣→後正中線 | 橫3寸 | 1.確定背腰部經穴的橫向距離<br>2.肩胛骨下角相當第七胸椎 |
| | 肩峰緣→後正中線 | 橫8寸 | 確定肩背部經穴的橫向距離 |
| 上肢部 | 腋前皺襞→肘橫紋（平肘尖） | 直9寸 | 確定手三陰經、手三陽經臂部經穴的骨度分寸 |
| | 肘橫紋→腕掌側橫紋<br>或<br>平肘尖→腕背側橫紋 | 直12寸 | 確定前臂部經穴的縱向距離 |

（續表）

| 部位 | 起止點 | 折量分寸 | 說 明 |
|---|---|---|---|
| 下肢部 | 恥骨聯合上緣→股骨內上髁上緣 | 直18寸 | 確定下肢內側足三陰經穴的縱向距離 |
| | 脛骨內側髁下方→內踝尖 | 直13寸 | |
| | 股骨大轉子→膝中（膕窩）橫紋 | 直19寸 | 1.確定下肢後外側足三陽經穴的縱向距離<br>2.「膝中」的水平線：前面相當於犢鼻穴，後面相當於委中穴 |
| | 臀橫紋→膝中橫紋 | 直14寸 | |
| | 膝中橫紋→外踝尖 | 直16寸 | |
| | 外踝高點→足底 | 直3寸 | |

## 簡便取穴法

簡便取穴法是臨床上常用的一種簡單易行的取穴方法。如立正姿勢，兩手自然下垂，於中指端取風市；兩耳尖直上連線中點即是百會；半握拳，中指指尖壓在掌心的第一橫紋處即是勞宮；兩手虎口自然平直交叉，在食指盡端到達處取列缺等。這是一種輔助取穴方法，為了準確起見，最好結合體表解剖標誌或骨度折量定位等方法取穴。

作為一般讀者，居家做按摩保健時，最好以骨度法為主，各種取穴方法相互結合，相互參照，並結合自己的不同體位、姿勢、局部皮膚感應及鄰近穴位的位置來最終確定穴位。

### 小妙方 如何判斷找穴是否準確

如何判斷自己找穴是否準確呢？有個很簡單的驗證辦法：當你按照上述找穴方法大致確定位置之後，在該處按一按。如果有一種很舒服的微痛，或者摸到小小的凸起，有發熱的感覺，那就說明找對了。如果沒有這些感受，可以繼續在附近摸索。

# 三、按摩需巧手



按摩是透過人手的操作來預防和治療疾病的方法，它是一種很講究手法技巧的醫療技術。

我們看武俠劇，常會看到不同門派有不同的點穴方法。同樣的穴位，被華山派給點著了，青城派可能就解不了，或者衡山派高手可以一招點七處穴位而功夫差的怎麼點也點不中。如果說武俠劇不足信，實際臨床經驗中我們也會有以下的感受：同樣的穴位，不同的按摩師按來感受和效果大不一樣。這些不同的背後，是按摩手法和技巧的高低有差異。

我們居家按摩可以分兩種，一種是自己給自己按摩，即自我按摩，如老年人自己給自己捶捶腰、揉揉大腿等；另一種是被動按摩，即由醫生或家屬來操作。不管由誰操作，按摩技術的優劣會直接影響到治療效果。有的人認為按摩只需要有力氣，甚至認為力氣越大越好，在治療中使用蠻力，動作粗暴，把病人折磨得哇哇亂叫，甚至造成一些嚴重後果。這絕對不是編故事，而是血的教訓。

當然，我們強調手法技巧並不是說手法操作中不需用力，而是說力的運用要與手法技巧完美地結合在一起，做到既有力，又柔和，「剛柔相濟」。這其中力量是基礎，技巧是關鍵，二者缺一不可。體力充沛，才能使手法技術得到充分發揮，運用起來得心應手；反之，如果力量不足，即使手法掌握得熟練，運用起來也會有力不從心之感，所謂「心有餘而力不足」是也，或者通俗一點的講法就是「隔靴搔癢」。因此，要做到有效地進行居家按摩保健，就必須了解按摩常用手法及技巧。這裡我們來介紹幾種基本手法。



## 按

用拇指指腹、掌根或肘尖在身體的適當部位或穴位上，逐漸用力按下且稍作停留，一壓一起，稱按法。這種方法強調用力均勻，否則容易帶來不適感。

## 摩

用手掌或手指指腹附著於體表的部位或穴位上，在腕及前臂帶動下做有節奏地直線或環形移動，稱摩法。這種方法作用的部位較淺，強調動作的靈活。

## 推

用指、掌或肘部著力於一定部位或穴位上，沿固定方向進行單方向的直線或弧形移動的方法，稱為推法。具體來說分平推法、直推法、分推法、合推法等。

## 拿

用拇指與食、中二指或用拇指與其餘四指相對用力，鉗形提捏或揉捏某一部位，並有節奏地進行一緊一鬆的拿捏，稱拿法。具體來說分為兩指、三指、五指拿法。常用的部位是在頸肩、腰背、腿部等肌肉豐厚處。

## 揉

以拇指指腹或中指指端、魚際、掌根固定在施術部位，進行迴旋揉動，並帶動局部皮下組織的手法，稱揉法。具體來說分指揉、魚際揉、掌根揉三種。術者指腹、魚際或掌面與所施治部位的皮膚保持相對位置不變，用力由輕到重再到輕，要求用力均勻、緩和、輕柔。揉動以順時針為主，要求節奏均勻，以每分鐘120～160次為宜，可做緩慢移動。

揉法與摩法有相似之處，揉法著力較重，操作時帶動局部肌膚筋脈，摩法則著力輕淺，不帶動皮下肌膚。

## 捏

用拇指和其餘手指相對用力，捏住一定部位，把皮膚和肌肉從骨面上提起，稱捏法。捏法實際上包含了指端的擠壓作用。

由於捏法輕微擠壓了皮膚肌肉，故能改善血液和淋巴循環，輕捏可祛散風寒、化瘀血，重捏則能祛除因風寒濕而引起的肌肉和關節的疼痛。

## 捏脊法

捏脊法是捏法在脊柱部應用時的一種較特殊的操作方法，多用於兒童推拿，這裡單獨列出來介紹。具體來說分為三指捏法、二指捏法兩種。

**三指捏法：**把拇指伸直，指腹向前，與食、中兩指相對捏拿。

**二指捏法：**雙手握拳狀，拇指伸直前置，與食指中節相對捏拿。

捏脊方向為自下而上，從臀裂至頸部大椎穴，沿直線不要歪斜。一般捏3～5遍，以皮膚微微發紅為準。在捏最後一遍時，常常捏三下，向上提一次，稱為「捏三提一」

## 顫法

以指端或手掌置於施術部位，手臂發出的震顫透過腕部快速而細微的擺動傳遞到機體，稱為顫法。具體來說分為指顫法和掌顫法，前者常用於頭面及胸腹部，後者多用於胸背部。

## 拍打法

拍打法又叫叩擊法，乃術者用手掌或握空拳對施術部位進行拍打叩擊的方法。常用手法有側掌切擊法、平掌拍擊法、握拳叩擊法等。拍打法主要用於肌肉較豐厚的部位，如項、肩、背、腰、大小腿等處。

## 擦法

用手掌緊貼皮膚，稍微用力向下壓，做上下方向或左右方向的來回直線摩擦，並使皮膚表面發熱，稱為擦法。擦法是推拿常用手法之一。

## 抖法



用單手或雙手握住患肢的遠端，微微用力做快速、小幅度的上下連續抖動，使患肢關節、肌肉有鬆動感，稱為抖法。可疏鬆脈絡，滑利關節。適用於人體四肢部位。

## 搓法

術者雙手掌相對用力挾住肢體的一定部位，做方向相反的快速來回搓揉，即雙掌對揉的動作，並同時在患肢表面上、下往返移動，稱為搓法。通常作為四肢、脇肋部、腰背部推拿治療的結束手法或輔助手法。

## 掐法

以拇指端指甲緣重按並刺激穴位，而不刺破皮膚的方法，稱掐法。術者以單手或雙手拇指端指甲緣，著力於施術部位或穴位上長按而掐之，或兩指同時用力掐。常用於暈厥、小兒驚風等疾患。

## 搖法

術者用一手抓住患者肢體的遠端，另一手扶住被搖的關節（如肩關節、腕關節等），以該關節近端為固定點，做肢體最大範圍的環形往復搖動；或雙手抓握患肢遠端，軀幹保持穩定，使關節做被動的環轉運動的手法，稱搖法。多用於頸椎病、肩周炎以及肢體麻木等疾患。

### 小妙方 按摩的幾點注意事項

居家保健，安全第一。本來我們按摩是為了加強保健、增進健康，如果因為操作不得當，或者力道不適宜而適得其反，那樣就不好了。以下幾點需注意：

1.本書立足於自我保健，儘管也可以用於某些疾病的治療，但對於危、重、急病者，不適宜進行居家自我按摩治療，建議立即送醫進行綜合治療。

2.外傷做按摩時要注意避開各類創傷部位，對於各種原因導致的出血性疾病，不宜做按摩治療。

3.飯前、飯後一小時內，不宜按摩。一般每日一次，一週到十日為一個療程，休息兩、三天再繼續下一個療程。

4.婦女在懷孕期和經期，建議暫不按摩。

5.按摩時的手法和力量輕重要適宜，一般先輕後重，而絕不是越重越好。如患者或自己感到劇痛難耐，應減輕力道。力道的把握，應以按摩全息穴時，有明顯痛感；按摩經穴、奇穴時，有痠脹感即可。

# 四、神奇的耳穴療法



前面我們曾提到人體有幾處全息穴，耳部就是其中之一。耳部向來被稱為「宗脈之所聚」，十二經脈都與耳部相通，因此經絡不通而導致的病變一般都會在耳部有所反映。因此，我們可以透過揉捏、拍打耳部相應的穴位來治療和保健。

## 耳穴分布

如果你留意觀察的話，就會發現人的耳朵很有意思，它的形狀就像一個在子宮內倒置的胎兒。而耳穴作為全息穴，各個穴位在耳郭上的分布、排列剛好也和子宮內撅起屁股的胎兒身體各部一致：頭朝下，臀部和下肢朝上，胸腹部及軀幹在中間。

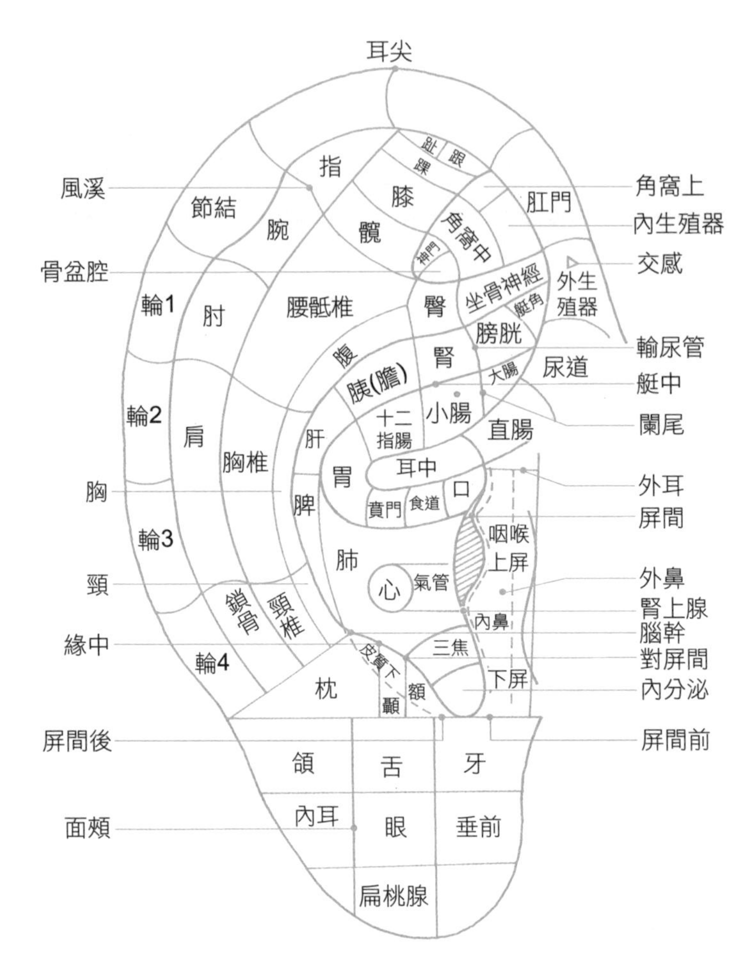


**圖37　耳全息穴定位圖（一）**

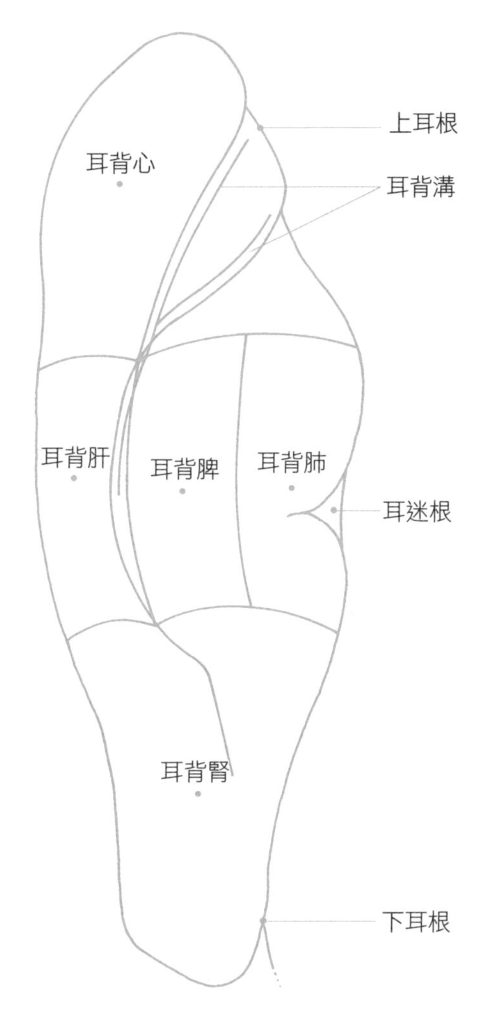


**圖37　耳全息穴定位圖（二）**

如圖37所示，耳垂的穴位與頭面部對應，耳舟的穴位與上肢對應，與內臟相對應的穴位在耳甲艇和耳甲腔，與消化道對應的穴位在耳輪腳周圍……知道了這些相對應的穴位，我們在刺激耳穴時，就可以按圖索驥了。

## 耳療

耳療的操作方法多種多樣，如果是由家人操作，可以選用針刺和籽壓，自己操作最簡單的方法當然是按摩。

## 針刺療法

針刺與病變部位對應的耳穴能產生很好的效果，但是，具體的反應點在耳穴區域的哪一個點，各人的情況又不盡相同。此外，處於不同的病理階段時，其反應點也會有所差異。所以，我們幫家人針刺耳穴也好，家人幫我們針刺耳穴也好，除了參照耳穴分布圖（圖37）之外，還要結合實際情況慢慢探查、定位。

也許有讀者會說，那豈不是要在相應的區域依序扎針實驗嗎？這太可怕了，怕疼，還是算了吧！其實，扎針試探是一種方法，但卻是最笨的方法。最簡單的辦法是直接用肉眼觀察：既然耳穴是全息穴，相應的反應點與病變部位有對應關係，可以透過刺激耳穴來治療，反過來說，相應部位病變當然也會在耳朵上面有所反映，比如出現鱗屑、丘疹、色素沉著甚至水泡，這都是肉眼可見的。另外，我們也可以透過按壓來測試，比如相應部位有硬結，或者用探針、火柴頭按壓耳郭的相應區域，有壓痛感，那就是要找的反應點。

具體操作時，一定要先嚴格消毒，既要消毒針，耳郭相應區域也要用酒精和碘酒充分擦拭，然後使用較短的毫針或皮內針按貼。

鑑於此法有一定的潛在風險（感染），建議讀者有經驗後再施用。

## 籽壓療法

籽壓療法也稱壓丸法，就是把小粒藥物種子或藥丸等貼壓在相應耳穴上防治疾病的方法。這種方法比較適用於老人、兒童等對痛比較敏感和怕痛的人，以及需要長期刺激耳穴的患者。所用的「籽」可以是植物種子、藥物種子，也可以是藥丸，可以因地制宜。通常用王不留行籽、油菜籽之類，小米和綠豆之類也行，只要質地堅硬外表光滑即可。

具體方法，首先當然是探查清楚病變部位的反應點，對該區域進行消毒；然後將早已消毒風乾的「籽」黏在膠布中央（膠布可以選醫療用膠帶，也可剪OK繃，大小以能把「籽」牢固黏在耳上又不影響美觀為宜），再將其貼附在耳穴上，並用一定的力道按壓，使該部位有發熱和微脹的感覺即可。最好每天數次按壓，每次能持續1～2分鐘。一般每次貼壓一隻耳穴，3～5天後換另一隻耳朵。

要注意的是，此法要防止膠布沾水潮濕和污染，還有人是否對膠布有過敏反應，此外，耳郭本身有發炎症狀者，不要採用此法。

## 按摩療法

按摩不受人員和時間、場地的限制，當然是最簡便易行的方法。

耳穴按摩也可以分自身耳郭按摩和耳郭穴位按摩。

前者可以是用兩手掌心同時按摩兩側耳郭腹背兩側，一直到耳郭充血發熱為止的全耳按摩；也可以將兩手空握成拳，用拇指和食指沿著外耳輪上下來回點掐，直至耳輪充血發紅；還可以用兩手指由輕到重地提捏耳垂，3～5分鐘即可。這些是一種比較粗放式的按摩，對特定疾病針對性不是很強，耳郭穴位按摩的針對性就要強得多。

耳郭穴位按摩要先探查準確相應病變的耳穴，然後利用拇指對準耳穴，食指對準與耳穴對應的耳背側，拇指、食指同時掐按。此外，也可以用火柴頭、棉花棒或壓力棒點壓或揉按耳穴，效果也不錯。



**表7　常用耳穴的定位和主治表**

| 解剖分部 | 穴名 | 定位 | 主治 |
|---|---|---|---|
| 耳輪腳 | 膈 | 在耳輪腳上 | 呃逆、黃疸 |
| | 直腸下段 | 在與大腸穴同水平的耳輪處 | 便祕、脫肛、裡急後重 |
| | 尿道 | 在與膀胱穴同水平的耳輪處 | 尿頻、尿急、遺尿 |
| 耳輪部 | 外生殖器 | 在與交感穴同水平的耳輪處 | 陽痿等外生殖器病症 |
| | 耳尖 | 將耳輪向耳屏對折時，耳郭上面的尖端處 | 目赤腫痛、發熱、高血壓 |
| 耳舟部 | 指 | 在耳輪結節上方的耳舟部 | 相應部位疾病 |
| | 腕 | 在平耳輪結節突起處的耳舟部 | |
| | 肩 | 與屏上切跡同一水平線的耳舟部 | |
| | 肘 | 與腕與肩穴之間 | |
| | 鎖骨 | 在尾輪切跡同水平的耳舟部、偏耳輪尾處 | |
| | 肩關節 | 在肩與鎖骨穴之間 | |
| 對上耳腳輪部 | 趾 | 在對耳輪上腳的外上角 | 相應部位疾病 |
| | 踝 | 在對耳輪上腳的內上角 | |
| | 膝 | 在對耳輪下腳上緣同水平的對耳輪上腳的起始部 | |

（續表）

| 解剖分部 | 穴名 | 定位 | 主治 |
|---|---|---|---|
| 對下耳腳輪部 | 臀 | 對耳輪下腳外1／2處 | 相應部位疾病 |
| | 坐骨神經 | 對耳輪下腳內1／2處 | |
| | 交感 | 在對耳輪下腳與耳輪內側交界處 | 消化、循環系統疾病 |
| | 腹 | 在對耳輪上，與對耳輪下腳下緣同水平處 | 腹腔疾病、消化系統疾病、痛經等。 |
| | 胸 | 在對耳輪上，與屏上切跡同水平處 | 胸、脇部病症 |
| 對耳輪部 | 頸 | 在屏輪切跡偏耳舟側處 | 落枕、頸部扭傷、癭氣 |
| | 脊椎 | 對耳輪的耳腔緣相當於脊柱，在直腸下段和肩關節同水平處分別作兩條分界線，將脊柱分為三段，自上而下分別為腰骶椎、胸椎和頸椎。 | 相應部位疾病 |
| 三角窩 | 子宮（精宮） | 在三角窩耳輪內側緣的中點 | 痛經、帶下、不孕、陽痿、遺精 |
| | 神門 | 在三角窩之內，靠對耳輪上腳的下、中1／3交界處 | 失眠、多夢、煩躁 |
| | 骨盆腔 | 在對耳輪上、下腳分叉處 | 骨盆腔炎、腰痛 |
| | 外鼻 | 在耳屏外側的中央 | 鼻瘡、鼻淵 |
| 耳屏部 | 咽喉 | 在耳屏內側面，與外耳道口相對處 | 咽喉腫痛 |
| | 內鼻 | 在耳屏內側面，咽喉的下方 | 鼻淵、感冒 |
| | 屏尖 | 在耳屏上部外側緣 | 炎症、痛證 |
| 屏輪切跡 | 腎上腺 | 在耳屏下部外側緣 | 低血壓、昏厥、無脈症、咳嗽、氣喘 |
| | 高血壓點 | 在腎上腺與目穴中點稍前 | 高血壓 |
| | 腦幹 | 在屏輪切跡正中處 | 頭痛、眩暈 |
| | 平喘（腮腺） | 在對耳屏的尖端 | 哮喘、咳嗽、痄腮 |
| | 腦點 | 在對耳屏上緣，腦幹與平喘穴連線的中點 | 遺尿、崩漏、失眠 |

（續表）

| 解剖分部 | 穴名 | 定位 | 主治 |
|---|---|---|---|
| 對耳屏部 | 皮質下 | 在對耳屏內側面 | 失眠、多夢、炎症、痛症 |
| | 睾丸（卵巢） | 在對耳屏的內側前下方，是皮質下穴的一部分 | 生殖系統疾病 |
| | 枕 | 在對耳屏外側面的後上方 | 神經系統疾患、皮膚病、昏厥 |
| | 額 | 在對耳屏外側面的前下方 | 頭痛、頭昏 |
| | 太陽 | 在對耳屏外側面，枕與額穴之間 | 偏頭痛 |
| 耳輪腳周圍 | 食道 | 在耳輪腳下方內2／3處 | 噁心嘔吐、吞咽困難 |
| | 賁門 | 在耳輪腳下方處1／3處 | 噁心、嘔吐 |
| | 胃 | 在耳輪腳消失處 | 胃痛、呃逆、嘔吐、消化不良 |
| | 十二指腸 | 在耳輪腳上方處1／3處 | 胃痛、嘔吐 |
| | 小腸 | 在耳輪腳上方中1／3處 | 消化道病、心悸 |
| | 大腸 | 在耳輪腳上方內1／3處 | 痢疾、腹瀉、便祕 |
| | 闌尾 | 在大腸與小腸之間 | 腸癰 |
| 屏間切跡 | 目1 | 在屏間切跡前下方 | 青光眼 |
| | 目2 | 在屏間切跡後下方 | 近視 |
| | 內分泌 | 在屏間切跡底部 | 生殖系統疾患、婦科病 |
| 耳甲艇部 | 膀胱 | 在對耳輪下腳的下緣，大腸穴直上方 | 淋證、遺尿、尿豬留 |
| | 腎 | 在對耳輪下腳的下緣，小腸穴直上方 | 泌尿與生殖系統疾患、婦科病、腰痛、耳鳴 |
| | 胰（膽） | 在肝、腎穴之間，左耳為胰，右耳為膽 | 胰腺炎、糖尿病、膽病 |
| | 肝 | 胃和十二指腸的後方 | 眼病、脇痛 |
| | 脾 | 肝穴的下方、緊靠對耳輪 | 脾胃病、血證 |

（續表）

| 解剖分部 | 穴名 | 定位 | 主治 |
|---|---|---|---|
| 耳甲腔部 | 口 | 在耳甲腔、緊靠外耳道口的後壁 | 面癱、口腔潰瘍 |
| | 心 | 在耳甲腔中心最凹陷處 | 心悸、癔病等 |
| | 肺 | 心穴的上下外三面 | 肺系疾患、皮膚病 |
| | 氣管 | 在口與心穴之間 | 咳喘 |
| | 三焦 | 在口、內分泌、皮質下和肺穴之間 | 便祕、浮腫 |
| 耳垂部 | 牙痛點1 | 在耳垂1區的外下角 | 牙痛、拔牙止痛 |
| | 牙痛點2 | 在耳垂4區的中央 | |
| | 上頜 | 在耳垂3區正中處 | 牙痛、下頜關節痛 |
| | 下頜 | 在耳垂3區上部橫線之中心 | |
| | 眼 | 在耳垂5區的中央 | 眼病 |
| | 面頰 | 在耳垂5、6區交界線的周圍 | 面癱、三叉神經痛 |
| | 內耳 | 在耳垂6區正中稍上方 | 耳鳴、聽力減退 |
| | 扁桃腺 | 在耳垂8區正中 | 乳蛾 |
| 耳郭背面 | 降壓溝 | 在耳郭背面，由內上方斜向外下方行走的凹溝處 | 高血壓 |
| | 上耳背 | 在耳背上方的軟骨隆起處 | 腰背痛、皮膚病、坐骨神經痛 |
| | 中耳背 | 在上耳背與下耳背之間最高處 | |
| | 下耳背 | 在耳背下方的軟骨隆起處 | |
| 耳背部 | 耳迷根 | 在耳郭背與乳突交界處（相當於耳輪腳同水平）的耳根部 | |

# 五、腳底——人的第二心臟

所謂「千里之行，始於足下」，可見腳對於我們的重要性。其實，腳對於我們人體的重要性還不僅如此，它對於我們的健康還有另外一種作用：它是我們身體上除了手、耳之外的重要全息穴庫。

我們的腳底擁有豐富的血管和神經，與大腦和內臟各臟器相聯結。很多讀者可能會不解，因為腳底處於人體的最遠端，照理說是最遠離中樞的，它怎麼可能與大腦和各個臟器擁有那麼緊密的聯繫呢？這是因為腳底的刺激資訊是透過脊髓這條大通道彙集到大腦的，而身體的各個內臟都同脊髓相連，正因為這種「一條線上的蚱蜢」同舟需要共濟的淵源，使得腳底能反映五臟六腑的大量資訊。而從經絡理論的角度上看，人體十二正經中，有六條經脈（足三陰經和足三陽經）分布到足部。此處為足三陰經之始、足三陽經之終。這六條經脈又與手之三陽經、三陰經相連屬，循行全身。此外，奇經八脈的陰蹻脈、陽蹻脈、陰維脈、陽維脈，也都起於足部，沖脈亦有分支到足部，從而加強了足部與全身組織、器官的聯繫。因此，臟腑功能的變化都能反映到腳上來。



另一方面，由於雙腳是離心臟最遠的器官，而且由於重力的作用，腳底的血液要回流心臟必須要克服勢能，相對來講需要做更多的功，導致雙腳很容易出現血液循環的問題。大家都曾經有過這樣的感受，天氣一冷，手腳就特別容易冰冷，這就是因為末梢循環差。而正如我們本書的前言所曾提及的，因為循環差，營養物質、衛氣來的也相對較少，同時人體代謝所產生的有毒物質也容易在腳底沉積——好東西如營養和抵抗物質是「美人如花隔雲端」運來不易，廢物毒素要運出去相對較難，上頭的垃圾卻又更容易往這裡堆積，如此三管齊下，腳底要維持健康的處境當然是雪上加霜了。

既然一方面，這裡「消息靈通，耳目眾多」，對各方人馬（臟腑）都反應敏感；另一方面這裡又是如此「藏汙納垢，處境艱難」，我們多關注這裡、按摩這裡自然就順理成章了。

## 腳全息穴（反應區）

全息穴在腳部的分布規律也與我們人體各個器官的分布相對應：我們人體從上到下各個器官的排列位置，對應於腳底從腳尖到腳跟的穴位。頭面部的對應穴位（反應區）分布在腳趾，胸和上腹部的對應穴位在腳底上半部，下腹部的對應穴位在腳底下半段，骨盆腔和生殖器官的對應穴位則分布在腳跟（圖38）。

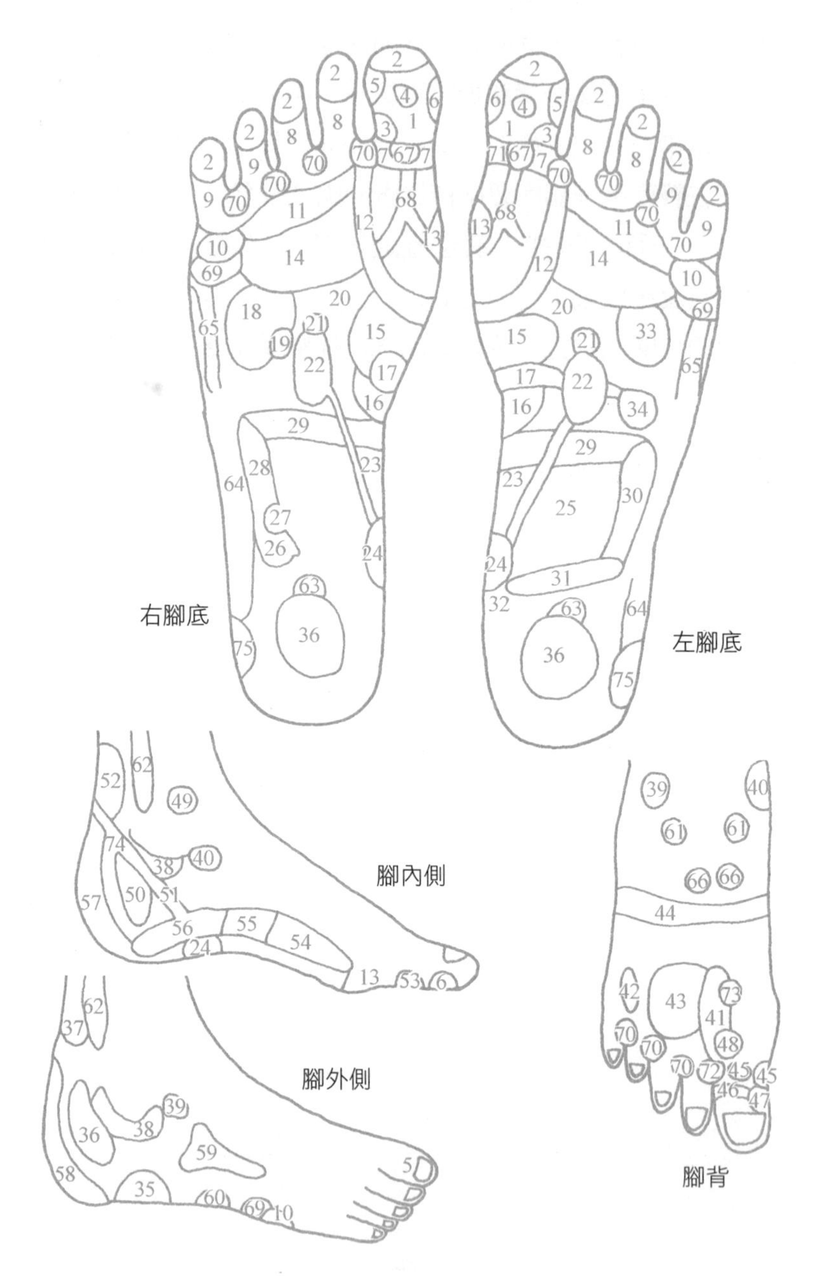


圖38　腳底全息穴

**表8　身體各器官所對應的足部反射區和主治表**

| 穴位名稱 | 定位 | 主治病症（供參考） |
| --- | --- | --- |
| （頭）大腦 | 兩足拇趾第一節底部 | 高血壓、腦血管病變、頭暈、頭痛、失眠、中樞性癱瘓 |
| 小腦、腦幹 | 大腦反射區後外側， | 腦震盪、高血壓、頭痛、失眠、頭重 |
| 鼻 | 大腦反射區內側 | 急慢性鼻炎、過敏性鼻炎、鼻出血、鼻竇炎 |
| 眼 | 兩足底第二、第三趾根部 | 結膜炎、近視、遠視、複視、青光眼、視網膜出血、白內障等眼部疾患 |
| 肺、支氣管 | 兩足斜方肌反射區外側，第二至第五蹠骨前端 | 上呼吸道炎症、肺結核、肺膿腫、胸悶等 |
| 胃 | 兩足底第一蹠骨後一橫指處 | 胃痛、胃酸過多、胃潰瘍、急慢性胃炎等病症 |
| 胰腺 | 兩足足底中段拱起處內側，胃反射區後端 | 糖尿病、胰腺囊腫、胰腺炎 |
| 肝臟 | 右腳底第四與第五趾骨間，肺反射區下方 | 肝炎、肝硬化、肝功能不良等 |
| 膽囊 | 右足底第三趾骨與第四趾骨之間，肝反射區旁 | 膽囊炎、膽結石、消化不良 |
| 腎 | 兩足底中央，第二、第三趾骨後半部凹陷處 | 腎盂腎炎、腎結石、腎功能不全、風濕熱、濕疹、浮腫、尿毒症、關節炎等 |
| 輸尿管 | 兩足底腎反射區與膀胱反射區連成斜線的區域 | 輸尿管結石、尿道炎等 |
| 膀胱 | 兩足底內側緣，舟骨下方 | 膀胱炎、尿道炎等 |
| 生殖腺 | 兩足跟中央 | 性功能低下、女性經期紊亂、閉經、痛經等 |
| 心 | 左足底第四蹠骨與第五蹠骨間，肺反射區後方 | 心律失常、心絞痛、心力衰竭等 |
| 脾 | 左足底心反射區後方約一橫指處 | 脾功能亢進引發的貧血、食欲不佳、感冒等 |

中醫理論記載，人有「四根」——耳根、鼻根、乳根和腳根，其中以腳根為四根之本。人老腳先衰，木枯根先竭，可見腳對人體的重要性。根據前述的雙腳反射區圖和主治表，我們就可以按圖索驥地做足部按摩保健、治療了。要注意的是，做足療時應盡量保持心境平和與愉快，每次時間半個小時、每隻腳15～25分鐘為宜。

# 六、簡便實用的手全息穴療法

我們中國人喜歡稱兄弟為手足，一般手足並提。既然足部有全息穴，那麼手上呢？當然也有。

如果說，全息穴在耳朵的分布像倒置的胎兒，在腳底像一個正立的人，在手部就很像一個俯伏的人了。當你把一隻手微握成鷹爪形，手背向上，手指微曲，就會看到這個造型很像一個俯在起跑線上準備起跑的人：中指對應頭、頸部，順著中指往下延伸的第三掌骨對應脊柱；兩邊的食指和無名指分別對應左右上肢；最外側的拇指和小指分別對應左右下肢；手掌對應胸、腹和骨盆腔；手背對應於背、腰和臀部。

圖39大致地反映了我們人體各個部位在手上的對應關係，基本上是手背對應人的背面各部，掌心對應人體的胸腹部各部。這兩個圖形的對比有助於我們記憶、對比，但是對於我們按摩保健的意義卻不是很大。比如中指指尖對應於頭頂、面額部，我們是否按摩那裡就可以解決頭部的問題了呢？未必。所以，正如我們本書書名所言，實際上我們

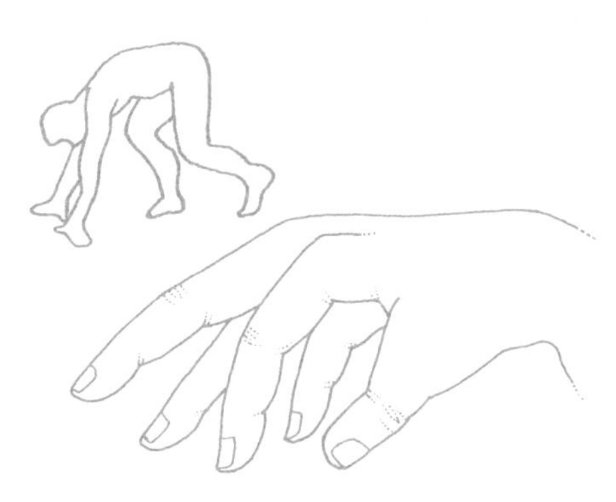

**圖39　俯首與伏手圖**

主要還是透過按摩五臟的反應點來保養五臟，進而強身健體。

如上面所言，我們已知順著中指往下延伸的第三掌骨對應脊柱，很顯然，五臟六腑的對應點都在這附近。

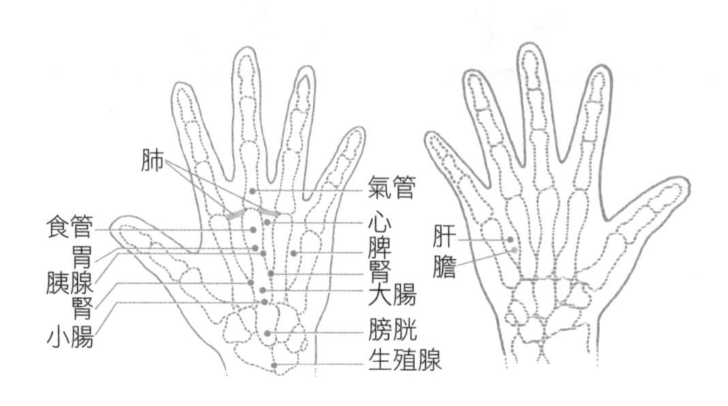


**圖40　手全息穴圖**

看到圖40，您是否有點似曾相識的感覺呢？沒錯，如果您還記得本章第二節講「配穴」時，曾經說過每個系統的疾病都可以搭配人體脊柱側邊膀胱經上的相應腧穴，您看這個手全息穴分布圖，是不是和膀胱經上肺、心、脾、胃等腧穴一路排列下來有幾分類似？

記熟這些全息穴的位置，平時沒事了，甚至是坐車、閒聊時也可以把握時間按摩相應穴位，調養所對應的內臟了。

# 第三章

# 經絡調理進階篇——

## 拍拍穴位養五臟

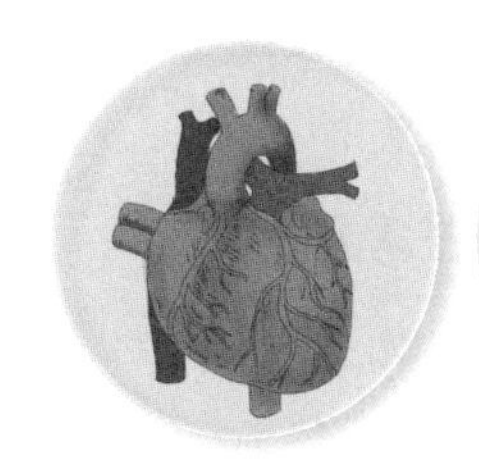
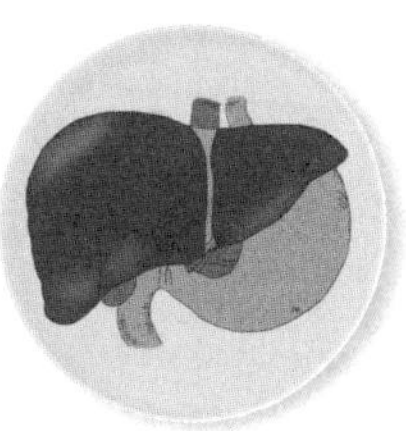
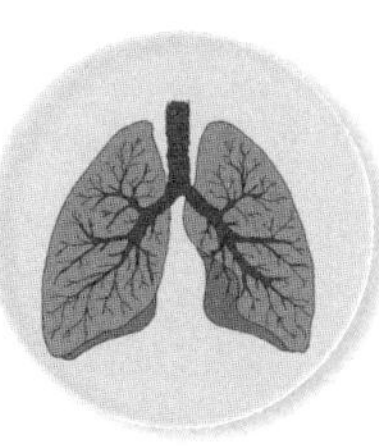
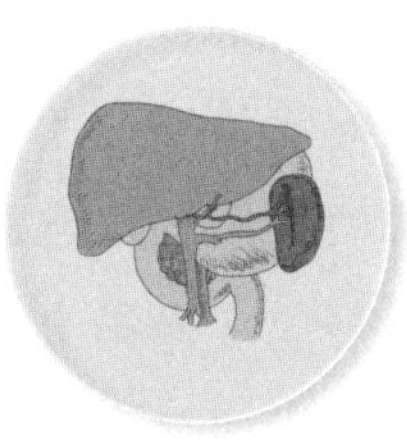
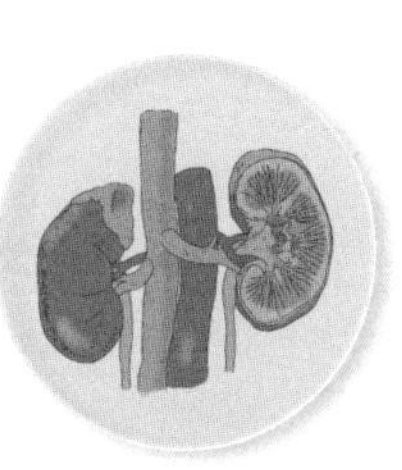

所謂「醉翁之意不在酒，而在乎山水之間」。我們前面講氣血循環，大談特談相關經絡的理論知識，其根本目的還是為了透過按摩經絡、加強氣血循環來強健五臟，即「外治經絡，內實五臟」。

透過前面對各原穴、募穴、腧穴的介紹，對耳、足、手各處全息穴的講解，佐之以相應的配穴方法和原則，其實讀者已經可以嘗試著居家按摩養生了。只是學無止境，而醫學又博大精深，而本書的目的也不是將讀者朋友培訓成中醫國手，估計也沒有哪一位讀者會指望透過翻閱本書而能去登堂坐診，我們的目標很明確：自己能居家養五臟。能夠做到這一點就夠了。

居家拍拍打打養五臟，可以空閒時多拍打、按摩耳朵、腳底、手掌、手心這幾處全息穴。此外，最簡單的辦法就是平時有事沒事、站立或俯臥時，用雙手手心或握成空拳，拍打、摩挲背部的幾個背腧穴（圖見第一章「膀胱經」和「背腧穴」）；或者「拉二胡」，即在洗澡的時候，將毛巾斜搭在背部，雙手各持毛巾的一端，如拉二胡一樣摩挲背部的幾個背腧穴。我們前面講過，這幾個膀胱經上的背腧穴是各個系統的總控制開關和總排毒開關，平時多拍打、按摩，花的時間和功夫不大，卻將五臟六腑一併刺激到，對健養五臟大有好處。事實上，有興趣的朋友不妨當日洗澡即試驗，不論是一身汗漬、毛孔被堵塞的夏天，還是一層乾枯皮脂閉塞住毛孔的冬天，溫水濕潤背部之後如此「拉二胡」，人會感到非常舒服。無獨有偶，台灣的經營之神王永慶先生，其生前堅持不懈的健身法門「毛巾操」裡，也有一個動作與此不謀而合。王先生年過九旬過世，完全得益於他多年堅持的「毛巾操」。

另外，健養各個臟器和系統的關鍵穴位要熟記相應的歌訣，具體的應用還是遵循上文所述的選穴、配選原則。本章的目的，是「扶上馬再送一程」，幫大家鞏固前文所述。

# 一、居家日常按摩保肝

曾經有人說，如果肝臟功能好，人生都是彩色的；肝臟功能若是不好，人生就是黑白的。

這是因為，肝臟最重要的功能是解毒，此外還主疏泄，有儲存和調節血量的功能。而現代人工作繁忙，生活節奏快，壓力大，容易導致「肝氣常有餘，而肝血常不足」的現象。因此，一方面肝火過旺易怒，一方面血不足而虛弱，人生有何彩色可言？

從另外一個角度來說，如果把人體的氣血循環比喻成一場循環接力賽，一天之中的子時（23點到凌晨1點）陰氣到極致，陽氣開始生發，所以從時間來看是舊的一天結束與新的一天開始，從氣血循環的順序來看，我們也可以把這一階段看做一個新的起跑點。此時是膽經的氣血高峰，並從丑時（凌晨1點到3點）交棒給肝經。要保肝、養肝，這兩個時間段非常重要。

互為表裡的肝膽功能如此重要，在氣血循環方面時序又優先，因此我們講居家日常按摩保養五臟，首先要講肝膽系，而且要養肝、保肝。



## 保肝的養生穴位

既然「肝膽相照」，肝膽互為表裡，所以保肝的養生穴位主要有肝腧、膽腧，兩者的原穴太沖和丘墟，口訣所述之期門、日月及其他相關穴位。

**肝腧**

[定位]正坐或俯臥，第九胸椎棘突下，脊椎骨兩側外開1.5寸處。

[方法]向下淺按約0.5寸，壓有痠感，持續按壓或摩挲5秒，然後休息5秒再按壓，持續30次左右。

[功效]肝腧排肝臟系統之毒，舒通肝氣，瀉五臟之熱。

**膽腧**

[定位]正坐或俯臥，第十胸椎棘突下，脊椎骨兩側外開1.5寸處。

[方法]向下淺按約0.5寸，壓有痠感，持續按壓或摩挲5秒，然後休息5秒再按壓，共30次左右。

[功效]膽腧排肝臟系統之毒，改善肝膽系統慢性病及消化不良、胸悶、胸痛等。

**腎腧**

[定位]正坐或俯臥，第二腰椎棘突下，脊椎骨兩側外開約1.5寸處（圖見第一章第六節）。

[方法]向下淺按約0.5寸，壓有痠感，持續按壓或摩挲5秒，然後休息5秒再按壓，共30次左右。

[功效]前文講過，保肝之所以選腎腧，主要是因為五行相剋相生中「水生木」，腎為肝之母，所以治肝也治其母。拍打、按摩腎腧可瀉五臟之熱。

**太沖**

[定位]正坐或臥，腳拇指和第二趾之間的夾縫向上移1.5寸，第一、第二趾關節後方，壓至感到動脈應手。

[方法]向下淺按約0.5寸，壓有痠感，持續按壓或摩挲5秒，然

後休息5秒再按壓，共30次左右。

[功效]前文曾述，此穴位為肝經原穴。拍打、按摩此穴可清泄肝火、肝陽，疏泄下焦濕熱，能治肝瘧、腰痛、小腹脹滿、踝痛，對生悶氣也有很好的疏泄作用。



**行間**

[定位]正坐或臥，腳拇指頭和第二趾之間的縫隙，太沖穴下方1.5寸處。

[方法]向下淺按約0.5寸，壓有痠感，持續按壓或摩挲5秒，然後休息5秒再按壓，共30次左右。

[功效]泄肝火、涼血熱、清下焦、熄風陽。

**陽陵泉**

[定位]站立、正坐或臥，膝蓋下，小腿外側，腓骨下頭前下方凹陷處（即手指觸摸小腿兩根長骨交匯處）。

[方法]向下淺按約0.5寸，壓有痠感，持續按壓或摩挲5秒，然後休息5秒再按壓，共30次左右。

[功效]本穴屬足少陽膽經，拍打、按摩此穴可清泄肝火，對肝炎、膽囊炎，便祕、坐骨神經疼等均有療效。

**章門**

[定位]肚臍上2寸，兩旁橫開6寸，在第十一肋骨之端。

[方法]向下淺按約0.5寸，壓有痠感，持續按壓或摩挲5秒，然後休息5秒再按壓，共30次左右。



[功效]《難經》曰：「臟會章門。」故「臟病窒此」，所以凡心、肝、脾、肺、腎、包絡之疾病，皆取章門穴。灸章門穴，有疏肝行氣之效。

## 血海

[定位]大腿內側，髕骨內側端上2寸（端坐，腿繃直，膝蓋內側可見一凹陷，凹陷上方則有一塊隆起的肌肉，該隆起肌肉頂端即為血海）。

[方法]每天上午9～11點，按壓或摩挲該穴。向下淺按約0.5寸，壓有痠感，持續按壓或摩挲5秒，然後休息5秒再按壓，共30次左右。

[功效]前文述「肝氣常有餘，而肝血常不足」，本穴雖屬脾經，卻可治療體內瘀血及生新血，解決肝血不足的問題。

## 足三里

[定位]膝蓋外側緣下 3寸，脛骨與腓骨之間（端坐，用同側那隻手蓋住膝蓋，五指平行小腿向下按，確定掌心對準膝蓋頂。此時中指的頂端向外一橫指即為足三里）。

[方法]每天上午7～9點，按壓或摩挲該穴。向下重按約0.5寸，壓有痠感，持續按壓或摩挲5秒，然後休息5秒再按壓，總共持續5～10分鐘。

[功效]前文曾述本穴為「萬金油」，雖屬胃經，可補血益氣，解決肝血不足的問題。

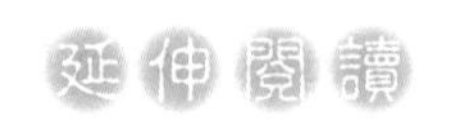


# 各個時間段可選的要穴

## 子午流注逐日按時定穴歌

甲日戌時膽竅陰，丙子時中前谷滎，
戊寅陷谷陽明腧，返本丘墟木在寅，
庚辰經注陽溪穴，壬午膀臍委中尋，
甲申時納三焦水，滎合天干取液門。
乙日酉時肝大敦，丁亥時滎少府心，
己丑太白太沖穴，辛卯經渠是肺經，
癸巳腎宮陰谷合，乙未勞宮水穴滎。
丙日申時少澤當，戊戌內庭治脹康，
庚子時在三間腧，本原腕骨可祛黃，
壬寅經水崑崙上。甲辰陽陵泉合長，
丙午時受三焦木，中渚之中仔細詳。
丁日未時心少沖，己酉大都脾土逢，
辛亥太淵神門穴，癸丑復溜腎水通，
乙卯肝經曲泉合，丁巳包絡大陵中。
戊日午時厲兑先，庚申滎穴二間遷，
壬戌膀胱尋束骨，沖陽土穴必還元，
甲子膽經陽輔是，丙寅小海穴安然，
戊辰氣納三焦脈，經火支溝刺必痊。
己日巳時隱白始，辛未時中魚際取，
癸酉太溪太白原，乙亥中封內踝比，
丁丑時合少海心，己卯間使包絡止。
庚日辰時商陽居，壬午膀胱通谷之，
甲申臨泣為腧木，合谷金原返本歸，
丙戌小腸陽谷火，戊子時居三里直，

庚寅氣納三焦合，天井之中不用疑。
辛日卯時少商本，癸巳然谷何須忖，
乙未太沖原太淵，丁酉心經靈道引，
己亥脾合陰陵泉，辛丑曲澤包絡准。
壬日寅時起至陰，甲辰膽脈俠溪滎，
丙午小腸後溪腧，返求京骨本原尋，
三焦寄有陽池穴，返本還原似嫡親，
戊申時註解溪胃，大腸庚戌曲池真，
壬子氣納三焦寄，井穴關沖一片金，
關沖屬金壬屬水，子母相生恩義深。
癸日亥時井湧泉，乙丑行間穴必然，
丁卯腧穴神門是，本尋腎水太溪原，
包絡大陵原並過，己巳商丘內踝邊，
辛未肺經合盡澤，癸酉中沖包絡連，
子午截時安定穴，留傳後學莫忘言。

# 二、居家日常按摩清肺



前面我們曾經講過，肺是宰相，「肺朝百脈」——這是個被動語態，實際上是「肺被百脈朝」，百脈都要朝見肺，因為人體所需的氣血物質都靠它去分配。從這個角度來講，如果肺臟功能不好，他老人家自身都難保了，還怎麼指望他能很好地調撥和分配各個器官所需要的物質呢？這時候，人的身體大概很難好得起來。

另外，從人體循環的角度，人體氣血循環有一個流注順序，類似我們人體的各個臟器在生理時鐘的調控下進行一場接力賽。在這場循環接力賽中，肝膽第一棒，跑第二棒的肺臟在寅時（3～5點），和它互為表裡的大腸經在卯時（5～7點）。所以，這個時間段對於養肺、清肺的重要性不言而喻。下面，我們講如何拍打、按摩經絡以保養好肺臟。

## 清肺養生穴位

清肺的重要穴位，主要有肺腧和大腸腧、兩者的原穴太淵和合谷、口訣所述天樞、中府及相關穴位等。



**肺腧**

[定位]正坐或俯臥，第三胸椎棘突下，脊椎骨兩側外開1.5寸處。

[方法]向下淺按約0.5寸，壓有痠感，持續按壓或摩挲5秒，然

後休息5秒再按壓，共30次左右。

[功效]肺腧穴是肺臟排毒的總開關，是肺臟精氣轉輸、流注聚結於體表之所，具有內外相應的作用。

### 大腸腧

[定位]正坐或俯臥，第四腰椎棘突下，脊椎兩側外開1.5寸處。

[方法]同上。

[功效]略。

注：太淵和合谷兩穴的按摩方法同上，取穴方法參照第二章。

### 迎香

[定位]鼻翼外緣中點，鼻唇溝（鼻翼兩旁各有一道溝紋）內。

[方法]向下淺按約0.5寸，壓有痠感，持續按壓或摩挲5秒，然後休息5秒再按壓，共30次左右。

[功效]通鼻竅、散風熱。

### 印堂

[定位]兩眉頭的正中間。

[方法]向下淺按約0.5寸，壓有痠感，持續按壓或摩挲5秒，然後休息5秒再按壓，共30次左右。

[功效]疏風清熱、寧神益智。

### 豐隆

[定位]端坐或站立，外膝眼與外踝尖連線的中點，脛骨前緣外開兩橫指處。

[方法]向下淺按約0.5寸，壓有痠感，持續按壓或摩挲5秒，然後休息5秒再按壓，共30次左右。

[功效]清熱化痰。

### 湧泉穴

[定位]端坐，將五根足趾屈曲，足掌心前正中央的凹窩即為本穴；在足掌心正中前1/3與後2/3的交界處。

[方法]向下淺按約0.5寸，壓有痠感，持續按壓或摩挲5秒，然後休息5秒再按壓，共30次左右。

[功效]主治昏厥、中暑。灸湧泉能降肺氣、止鼻血。

### 足三里

[定位]在膝眼（膝蓋外下方有一突起之骨突）下3寸、兩筋中間。

[方法]向下深按或重按約1.5寸，壓有痠感，持續按壓或摩挲5秒，然後休息5秒再按壓，共30次左右。

[功效]前文曾述，「萬金油」。

### 督脈

[定位]從頭頂的百會穴經過背部正中線，過背脊，一線延伸到肛門皆為督脈。

[方法]可用拍打、按摩，或讓太陽直曬、淋熱水浴等方法，保持背部督脈溫暖。

[功效]督脈是人一身之陽，向來是養生的核心經脈。

# 三、居家日常按摩健脾



我們有句老話叫「寅吃卯糧」，從字面上的解釋是寅時就把卯時的糧食給吃了，形容的是預先透支。不知道發明這句成語的古人當時是否想到了氣血循環寅時與卯時之間的交替，但這句話用在此處卻是恰如其分——經過寅時和卯時之後，我們的胃早已排空，而人體內由前晚飲食所攝入的營養物質也消耗殆盡，我們該吃點東西了。

從氣血循環的角度觀之，卯時之後，7～9點是辰時，正是胃經達到氣血高峰，接下來的巳時（9～11點）脾經達到氣血高峰，這個時間段，算是氣血循環接力賽的第三棒：脾胃是主角。

胃負責消化，我們人體所需的營養物質，大多靠胃消化食物而來；脾主運化和升清，主統血，氣血的生成和運化都要靠它；此外，脾經也是十二經絡中很特殊的一個——其他經脈的主導內臟都只有一個，比如膽經的主導內臟是膽囊，肝經的是肝臟，就它的主導內臟除了脾，還包括胰臟，而提起胰臟很多人都會想到現代人最怕又最常得的病之一：糖尿病，所以其重要性不言而喻。我們下面就來講居家健脾的養生穴位。



## 健脾養生穴位

健脾的重要穴位，主要有胃腧和脾腧、兩者的原穴沖陽和太白、口訣所述之中脘、章門及其他相關穴位等。

**脾腧**

[定位]正坐或俯臥，第十一胸椎棘突下，脊椎骨兩側外開1.5寸處，或兩手貼緊後，手肘連結至背椎的位置（圖見第一講第六節）。

[方法]向下淺按約0.5寸，壓有痠感，持續按壓或摩挲5秒，然後休息5秒再按壓，共30次左右。

[功效]舒通脾臟之氣，主治肝、脾腫大，胃炎、潰瘍，調養食欲不振、消化不良等消化系統毛病。書載，常刺激「脾穴」能防「痰」、防「泄」、可「衛」、可「濡」、能攝、能壯等作用，用以「未病先防」及「復元調養」。

**胃腧**

[定位]正坐或俯臥，第十二胸椎棘突下，脊椎骨兩側外開1.5寸處。

方法及療效同上。

**中脘**

[定位]站立或仰臥，腹中線上，臍上4寸的地方。

[方法]向下深按1寸左右，壓有痠感，持續按壓或摩挲5秒，然後休息5秒再按壓，共30次左右。

[功效]此穴我們前文口訣曾提及，強化胃腸消化，主瀉六腑之熱氣及消炎。



**章門**

方法及功效見前文「肝臟養生要穴」，所謂「胃募中脘脾章門」是也。

### 上脘

[定位]站立或仰臥，腹中線上，臍上5寸。

[方法]向下深按1寸左右，壓有痠感，持續按壓或摩挲5秒，然後休息5秒再按壓，共30次左右。

[功效]強壯脾胃消化。

### 下脘

[定位]仰臥，在腹中線上，臍上2寸，仰臥取穴。

[方法]向下深按1寸左右，壓有痠感，持續按壓或摩挲5秒，然後休息5秒再按壓，共30次左右。

[功效]健脾和胃、降逆止嘔，調節脾胃功能。

### 商丘

[定位]站立或正坐，在內踝前緣直線與內踝下緣橫線交點（內踝前下方）凹陷處。

[方法]向下深按0.3寸左右，壓有痠感，持續按壓或摩挲5秒，然後休息5秒再按壓，共30次左右。

[功效]健脾利濕、通調中氣。

### 三陰交

[定位]採站姿，內踝尖上3寸，靠近腿骨後緣處。

[方法]向下淺按約0.8寸，壓有痠感，持續按壓或摩挲5秒，然後休息5秒再按壓，共30次左右。

[功效]前文已述，這也是「萬金油」穴位，是氣、血兩補之要穴。有補脾胃、助消化、通經活絡、調和氣血的作用。它是脾、肝、腎三脈之會穴，所以補脾之中，間接可補腎陽、養肝陰，亦是婦科、內科要穴。但要注意的是，孕婦禁用。

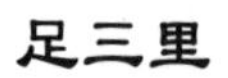



**足三里**

「萬金油」穴位，位置及功效見前文。

# 四、居家日常按摩養心



我們曾經在前文〈五臟六腑〉一節，將心臟比喻為人體這個小小王國的君王，心主血，主神明。而日常生活中，「心臟停止跳動」更是追悼會上的用語（不過，醫學上現在用腦死而非心跳停止作為徹底死亡的標誌），心臟之重要性可見一斑。

從氣血循環的角度，午時（11～13點）心經的氣血到達最高峰，未時（13～15點）心經將氣血循環的下一棒交給小腸經，這是這場接力賽的第四棒。養心、安心，這個時間段很重要。下面我們就來講居家按摩養心的相關穴位。

## 養心穴位

養心的穴位，主要有心腧、小腸腧、心經和小腸經的相應原穴神門與腕骨、前文口訣所言的關元、巨闕兩處募穴以及其他的相應穴位。

**心腧**

[定位]站立或坐、俯臥均可，第五胸椎棘突下，脊椎骨兩側外開1.5寸。

[方法]向下淺按約0.5寸，壓有痠感，持續按壓或摩挲5秒，然後休息5秒再按壓，共30次左右。

[功效]對於健忘、心煩、易受驚嚇的人，可以常按摩、摩擦此

穴，暢通心之氣血，補心之氣。

### 小腸腧

[定位]平第一骶後孔，在骶部中線間兩側旁開1.5寸。

方法和功效同上。

### 神門

[定位]伸手，掌心向上，在掌後腕橫紋尺側端凹陷中。

[方法]向下淺按約0.5寸，壓有痠感，持續按壓或摩挲5秒，然後休息5秒再按壓，共30次左右。

[功效]神門穴是人體精、氣、神中「神」之入口，該穴通暢則心靜神寧。同時，此穴還是治療心臟疾病之要穴，可調節內臟器官。

### 神門（耳穴）

[定位]可見耳全息圖的介紹。

[方法]可用筆尖（較鈍的那一端）向下淺按約0.5寸，壓有痠感，持續按壓5秒，然後休息5秒再按壓，共30次左右。或是採用籽壓法，將中藥王不留行籽一粒黏貼在耳神門上，每日按壓10～20次，在心悸、心臟不適的時候，也可以按壓，減輕痛苦。

[功效]功效同上。

### 內關

[定位]前臂掌側，腕橫紋上2寸，在兩筋之間。

[方法]向下淺按約0.5寸，壓有痠感，持續按壓或摩挲5秒，然後休息5秒再按壓，共30次左右。

[功效]前文歌訣中說過「內關心胸胃」，凡是心胸胃的不適，均可以內關緩解。

### 百會

[定位]頭的「巔頂」部。

[方法]向下淺按約0.5寸，壓有痠感，持續按壓或摩挲5秒，然後休息5秒再按壓，共30次左右。

[功效]該穴是「百脈之會，百病所主」，為各經脈氣會聚之處，能通達陰陽脈絡，連貫全身經穴，對於調節機體的陰陽平衡有重要的作用。此外，本穴與大腦功能關係密切，是調節大腦功能的要穴。

### 巨闕

[定位]站立或正坐，位於身體前正中線上，胸骨體下端再下2寸處即是。

[方法]向下淺按約0.5寸，壓有痠感，持續按壓或摩挲5秒，然後休息5秒再按壓，共30次左右。

[功效]調理心臟氣血、寧心安神，對神經性心悸亢進、心臟瓣膜障礙有特效。

### 大陵穴

[定位]在掌側腕橫紋之中點，在兩骨（尺骨、橈骨）之間。

[方法]向下淺按0.3～0.5寸，壓有痠感，持續按壓或摩挲5秒，然後休息5秒再按壓，共30次左右。

[功效]大陵穴是心臟保健要穴，主心之週邊，不僅能主治有關心經的一切疾病，還有治失眠、心悸、癲癇的效果。





### 三陰交

[定位]從足內踝尖直上3寸。

[方法]向下深按約1寸，壓有痠感，持續按壓或摩挲5秒，然後休息5秒再按壓，共30次左右。

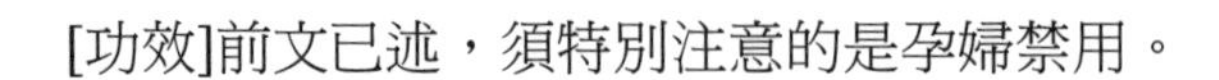

[功效]前文已述，須特別注意的是孕婦禁用。

# 五、居家日常按摩固腎



腎是先天之本，我們前面也講過，腎是作強之官。腎不僅藏精，還主骨、主水、排毒，並且關係到我們的生殖繁衍，其重要性不言而喻。

從氣血循環的角度來看，申時（15～17點）膀胱經進入氣血高峰，酉時（17～19點）膀胱經將氣血交棒給腎經，這是氣血循環的第五棒。相應的，在這個時間段按摩相應穴位養腎、固腎，意義重大。下面是固腎的重點穴位。

## 固腎養生穴位

固腎的穴位除了腎腧、膀胱腧，膀胱經和腎經的原穴京骨、太溪，前文口訣所述募穴中極、京門外，主要選取具有補腎養肝或滋陰補血的穴位。

### 腎腧

[定位]站立或俯臥，腰部腎臟處，脊椎旁開1.5寸.

[方法]向下深按約1寸，壓有痠感，持續按壓或摩挲5秒，然後休息5秒再按壓，共30次左右。

[功效]促進腎臟血液循環，緩解腰痛痠痛，對於腎系疾患多有作用。

### 膀胱腧

[定位]站立或俯臥，腰下平第二骶後孔處，脊椎旁開1.5寸.

方法、功效略。

### 大腸腧

[定位]站立或俯臥，第四腰椎棘突下，向左右旁開各1.5寸。

[方法]向下深按1～1.5寸，壓有痠感，持續按壓或摩挲5秒，然後休息5秒再按壓，共30次左右。

[功效]對於腎炎等泌尿系統疾患、遺精等生殖系統疾患均有療效。此外，對於腰痛、坐骨神經痛以及神經衰弱亦有作用。

### 太溪

[定位]站立或正坐，足內踝旁開1寸凹陷處。

[方法]向下淺按0.5寸左右，壓有痠感，持續按壓或摩挲5秒，然後休息5秒再按壓，共30次左右。

[功效]原穴，固腎。

### 京門

[定位]手臂上舉，在身體側邊肋骨最下方，即是本穴。

[方法]向下淺按0.5寸左右，壓有痠感，持續按壓或摩挲5秒，然後休息5秒再按壓，共30次左右。

[功效]本穴功效前文口訣有，乃增強脾腎元氣，促進腰部、腹部間與背腹間氣之流暢。



### 關元

[定位]站立或仰臥，臍直下3寸，即為本穴。

[方法]向下深按1.5～2寸，壓有痠感，持續按壓或摩挲5秒，然後休息5秒再按壓，共30次左右。

[功效]補腎、強腎要穴，對於生殖系統和泌尿系統疾患均有顯著療效，對月經不調、白帶等婦科病亦有療效。

### 氣海

[定位]站立或仰臥，臍直下1.5寸，即為本穴。

[方法]向下深按1寸左右，壓有痠感，持續按壓或摩挲5秒，然後休息5秒再按壓，共30次左右。

[功效]補氣固腎，對泌尿與生殖系統疾患如遺尿、遺精、月經不調等有效。

### 命門

[定位]正坐或俯臥，背部第二腰椎棘突下凹窩中（一般與臍前後相對）。

[方法]向下按0.5～1寸，壓有痠感，持續按壓或摩挲5秒，然後休息5秒再按壓，共30次左右。

[功效]補腎、壯陽要穴。

### 秩邊

[定位]俯臥，背部第四尾椎下凹窩中，左右向外各3寸。

[方法]向下深按1.5寸左右，壓有痠感，持續按壓或摩挲5秒，然後休息5秒再按壓，共30次左右。

[功效]疏導膀胱經之氣，可治腰痛痠痛、坐骨神經痛。

### 湧泉

[定位]腳掌心前1/3與後2/3交界處（或五根足趾屈曲，在足掌心前正中出現的一個凹窩就是本穴）。

[方法]向下深按1寸左右，壓有痠感，持續按壓或摩挲5秒，然後休息5秒再按壓，共30次左右。

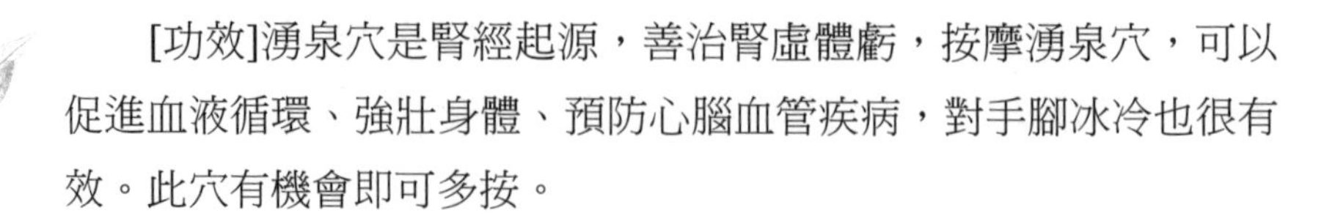

[功效]湧泉穴是腎經起源，善治腎虛體虧，按摩湧泉穴，可以促進血液循環、強壯身體、預防心腦血管疾病，對手腳冰冷也很有效。此穴有機會即可多按。

**足三里**

前文已述。

**三陰交**

此穴前文已多次提及，雖為「萬金油」，因對於腎臟保養格外重要，特作說明。同時須注意孕婦不可用。

# 第四章

# 拍拍穴位改善常見病症

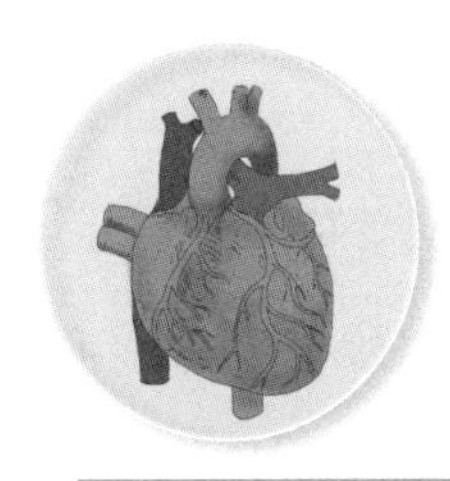
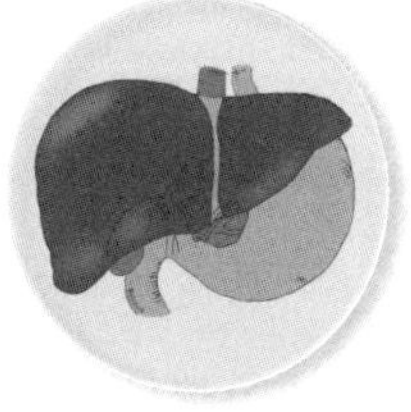
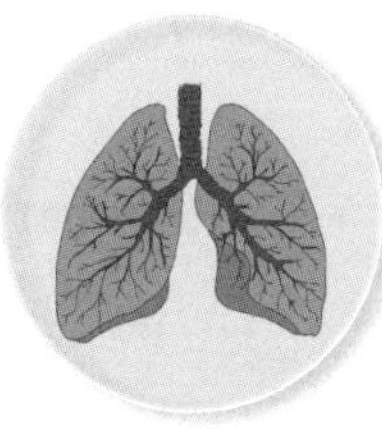
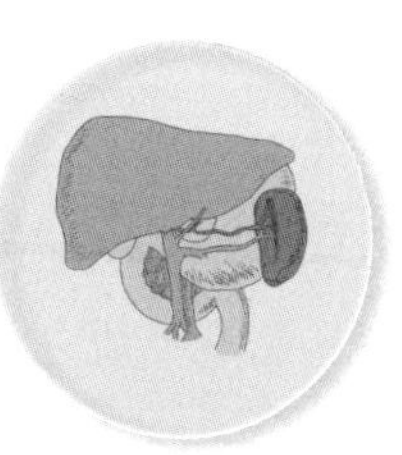
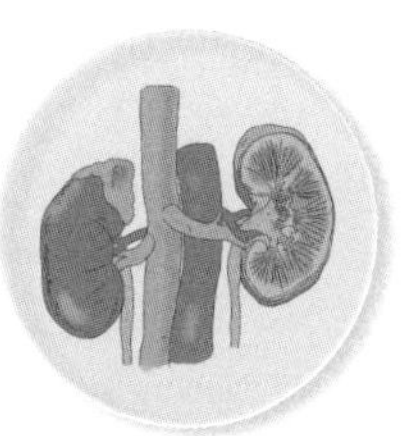

前面講了拍拍打打養五臟，主要著眼於在身體完全健康的情況下保養和預防。至此，我們居家按摩、拍打經絡保養五臟的偉大任務就算基本完成了。只是，現代社會節奏快、壓力大，年輕人尚且有很多處於亞健康狀態，更別說老年人身體各個器官功能都退化了，這樣難免在平時生活中會出現一些問題。如果我們能不上醫院，居家透過自己按摩、拍打經絡和相應的穴位來改善症狀和疾病，甚至根除，豈不是更好？

日常生活中，很多人實際上並不很清楚症狀和疾病的區別，而是將兩者混為一談。很常見的情況是，病人來就診，問他怎麼不舒服，實際上是問他發燒、頭痛、咳嗽之類的症狀，而很多病人倒比醫生還積極，自己就先給自己下了診斷：我感冒了。這裡面的「感冒」，實際上已經不是「不舒服」的「症狀」而是疾病。

其實，症狀還算不上病，它只是發病前的預兆或者發病的一些表現。比如我們打噴嚏，往往就是感冒的預兆或表現。但是，它不是病，打噴嚏未必就一定會得感冒這種病。另外，同一種病會有很多症狀，比如，同樣是感冒，有的人打噴嚏、有的人咳嗽、有的人流鼻涕等等，這些都是感冒這一種病的症狀；同樣地，同一種症狀，也有很多種疾病可能會導致，比如頭暈，感冒有可能會導致頭暈，血壓高可能導致頭暈，大腦內部問題可能導致頭暈，甚至頸椎病也會導致頭暈……

因此，我們本章所介紹的各種改善症狀的方法都不是唯一的，也不可能包括所有的改善症狀穴位，如果拋開導致的根本原因——疾病，而空泛地談如何改善症狀，那基本上是無的放矢。要從根本上根除症狀，還得靠查明導致症狀的疾病是什麼，對症治療。也正是因為這個原因，本章講改善病症。

# 一、內科常見病症

## 感冒

日常生活中，大概沒有比感冒更常見的病了。感冒也稱傷風，為常見的外感疾病，一般因上呼吸道被細菌感染而引起，臨床表現以鼻塞、流鼻涕、頭痛、惡寒、發熱等為主症，好發於冬春季節。

中醫將本病分為風寒型、風熱型、氣虛型，輕度感冒可以透過保溫、靜養及經穴按摩等方法來改善。從西醫的角度看，感染後第一天，患者多無明顯症狀。早期症狀可能有鼻塞、打噴嚏、流清涕、畏寒、咽喉乾燥、乏力、發熱頭痛、腹脹、便祕等。如病變侵入到喉、氣管，則可能出現咳嗽、聲音嘶啞、胸痛。患者大多在患病後七天左右自行恢復。

【按摩治療】

1.自我按摩：正坐，用中指按揉印堂、太陽、風府、風池、迎香，每穴按揉2分鐘左右；分抹前額部約3分鐘，從印堂抹到太陽約2分鐘；拿曲池、合谷各約2分鐘。

2.請家人幫忙：患者可採坐位，術者用拇指按揉印堂、太陽、迎香，當然肺腧也是少不了的，每穴按揉約2分鐘；用抹法從印堂→太陽，從印堂→上星，反覆抹3分鐘左右；拿風池、曲池、合谷各約2分鐘；用擦法（一種按摩手法）在肩背部治療約3分鐘。

3.辨證加減：體虛感冒者，加足三里；咽喉疼痛者，加少商；全身酸楚者，加身柱。

①風寒型：用拇指按揉風府、內關、列缺、風門各2分鐘；用擦法擦足太陽膀胱經背部兩條側線，以透熱為準。

②風熱型：用拇指按揉曲池、魚際、外關各1～2分鐘；拿肩井約2分鐘。

③氣虛型：可加百會、足三里、太淵等穴。每穴1～2分鐘。



## 流行性感冒

流行性感冒簡稱流感，是由流感病毒引起的一種呼吸道傳染病，主要透過飛沫傳播，具有高度傳染性。臨床特點為發病急，全身中毒症狀明顯，有發熱、頭痛、乏力、全身痠痛等症狀。部分表現為呼吸道感染，如咳嗽、胸痛等症狀為主；部分表現為消化道症狀，如噁心、嘔吐、腹瀉。

【按摩治療】

1.正坐，用拇指點按印堂穴，拿風池穴。每穴1～2分鐘。

2.以兩拇指交替上推，印堂穴→上星穴，然後兩拇指自額部髮際→分推至兩側額角，由印堂穴→分推至太陽穴，再輕按揉該穴至微有痠脹感，反覆10～20次。



3.辨證加減：如想出汗者，可加拿肩井、合谷穴，重按承山穴；全身痠痛者，加揉拿法施於腰背及四肢；如有高熱神昏者，可點按人中、曲澤、大椎等穴。

## 慢性支氣管炎

春寒料峭或者寒冷的冬夜，或者夏季將盡、秋高氣爽的好時節正要來臨，有痰像卡在喉嚨似的咳個不停，這是什麼感受？就是慢性支氣管炎的感受。慢性支氣管炎的診斷標準為連續兩年以上，每年持續三個月以上的咳嗽、咳痰。可由反覆感染而發生，常見於有多年菸齡者，從事毛紡、礦業、老師等相關行業者，或者年老體弱者，久病不癒可見肺氣腫。

本病屬中醫「咳嗽」、「痰飲」的範圍，致病原因有外感與內傷之分。肺主氣，外合皮毛，故外邪入侵，首先犯肺，肺失宣降，發為外感咳嗽。內傷咳嗽有脾虛、肝火旺、肝失疏泄、腎虛不納氣等病因。

【按摩治療】

1.慢支急性發作期：

①患者採坐位，自己或者請家人對面部，用大魚際揉前額部約5分鐘；再分抹前額及鼻翼兩側，反覆5～8遍；然後同時按揉左右太陽穴、迎香穴，每種穴位1分鐘。

②患者仰臥，請家人坐在一側，分別按揉天突、膻中穴、豐隆穴，每穴1分鐘；然後用雙手拇指沿肋間隙自上而下，由內向外分抹，反覆3～5遍。

③患者俯臥，請家人按揉定喘、肺腧穴，每穴2分鐘。

2.慢支緩解期：

①患者採仰臥位，自己或者請家人揉中脘、氣海穴，每穴1分鐘，然後掌摩腹部5分鐘。

②患者採俯臥位，自己（或者請家人坐其體側）分別按揉肺腧、厥陰腧、心腧、脾腧、腎腧穴，每穴1分鐘；接著，自長強至大椎穴，從下往上捏脊3～5遍。

③有事沒事，用小魚際擦背部脊柱及背部膀胱經第一側線，至透熱為準。

## 支氣管哮喘

支氣管哮喘也是一種常見的、反覆發作的肺部過敏性疾病。一年四季均可發病，尤以寒冷季節及氣候急劇變化時發病較多。此外，亦有精神因素、情緒激動而誘發，以反覆發作、氣急、伴哮鳴、咳痰為特點。每次起病突然，初為鼻腔癢、打噴嚏、咳嗽加劇、泡沫痰，然後迅速發展為呼吸困難、哮鳴或有發紺。發作時間自數小時至數日不等。

【按摩治療】

1.自我按摩：患者取坐位，自己用手掌橫擦前胸部3～5分鐘；拇指按揉天突、膻中、足三里、豐隆、肩井、風池各約2分鐘；拿合谷約2分鐘；用兩手掌根緊按腎腧穴，用力上下擦動，動作要快速有力，發熱為止。或者患者採仰臥位，拇指按揉足三里、豐隆，每穴約1分鐘。

2.患者取坐位，請家人推一側橋弓，自上而下20～30次，做完一側再做另一側；用拿法依序施於頭部→枕部→項部，重複3～4遍；拿風池、肩井各1分鐘左右。

3.患者取坐位，請家人指按天突、膻中、大椎、定喘、肺腧，每穴約1分鐘；從上到下橫擦前胸部、背腰部，斜擦兩脇，往返2～3遍，以透熱為準。

4.辨證加減：

①風寒證：按揉肺腧、膈腧，拿風池、肩井、合谷各1分鐘左右；直擦背部膀胱經，以透熱為準。

②風熱證：拿頸項部約3分鐘；直擦背部膀胱經，以透熱

為準。

③痰阻證：按揉脾腧、內關、足三里、豐隆，每穴約1分鐘；橫擦左側背部，以透熱為準。

④肺虛證：按揉肺腧、脾腧、腎腧，每穴約1分鐘；橫擦前胸上部及背部心腧、肺腧區域，以透熱為準。

⑤腎虛證：按揉肺腧、腎腧各2分鐘；直擦背部督脈，橫擦腰部腎腧、命門區域，以透熱為準。

## 心絞痛

心絞痛是指因心肌暫時性缺血、缺氧而引起的臨床症候群，表現為胸骨後或左前胸縮窄性疼痛。體力工作、運動、激動、飽餐或受寒皆易誘發心絞痛。發作歷時短暫，幾秒至十幾分鐘不等，休息或含服硝酸甘油片後可得緩解。本病屬中醫「卒心痛」、「真心痛」、「厥陰心痛」、「胸痺」等範疇。

【按摩治療】

1.自我按摩：以一手拇指按揉對側內關，左右各2分鐘；以右手指指腹在膻中處做環形摩動，每次5分鐘以上，每日1～3次。

2.患者取坐位，術者兩側同時按揉肺腧、心腧、隔腧、內關，每穴2分鐘；再用按揉頸椎兩側上下往返治療約4分鐘。手法宜輕柔而緩和，以病人略感痠脹為準。

3.直擦上背部兩側膀胱經和背部督脈，均以透熱為準。往返治療約4分鐘。

4.辨證加減：寒凝血脈者，加按揉神門、膻中穴；氣滯血瘀者，加按揉血海、厥陰腧穴；痰濁閉阻者，加按揉豐隆、足三里穴。

## 陣發性心動過速

陣發性心動過速是一種突然發作、突然終止、心律快但較規則或規則的心律失常，通常突發心跳加快，發作時患者自覺心跳加快，心律每分鐘在160～250次之間，不能自主，發作過後，可無明顯不適。每次發作時限可為幾分鐘或幾小時。本病屬中醫「心悸」、「怔忡」範疇。

【按摩治療】

1.患者坐位，自己或請家人輕揉心腧、厥陰腧、巨闕、膻中、神門、內關等，每穴2～3分鐘，以微有痠脹感為準。

2.用手掌沿手少陰心經、手厥陰心包經直推上肢至腕部，反覆5～6次，以微熱為準。

3.辨證加減：心脾氣虛者，加點揉氣海穴；心血虧虛者，加點揉隔腧、足三里穴；心腎不交者，加點揉太溪穴；痰濁阻滯者，加點揉豐隆穴；血脈瘀阻者，加點揉血海穴。

## 高血壓

高血壓病是指以動脈壓升高為主要表現的慢性病，多見於中、老年。本病早期症狀主要是頭痛、頭暈，常伴有心悸、耳鳴、眩暈、失眠、健忘、手腳發麻等症狀。成年人收縮壓超過140毫米汞柱者，或舒張壓超過90毫米汞柱，均為高血壓。有原發性與繼發性兩種，原發性高血壓病多在遺傳因素基礎上因長期精神刺激、情緒波動使高級神經功能紊亂所致；繼發性高血壓病則多由其他疾患所引起。

本病屬中醫「頭痛」、「眩暈」等證範疇。中醫認為，肝陽偏亢，肝鬱化火，肝陰耗傷，脾虛水濕內停，痰阻經絡，清陽不升，頭目眩暈，發為本病。

【按摩治療】

1.自我按摩：每日晨起和晚上睡覺前先將雙手搓熱，調整呼吸，安定後用雙手大拇指指腹按揉太陽、百會、攢竹、率谷、風池、湧泉、陽陵泉、內關各約100次。緩慢地深呼吸，每日堅持早晚各1次。

2.患者俯臥，自己或請家人自上而下用雙手掌推肩背部3～5次，再揉背部及拿下肢後側2～3次，然後依次點按大椎、肩井、肺腧、湧泉，每穴各1分鐘。

3.患者仰臥，自己或請家人用雙手掌推太陽穴→風池穴3～5次，再雙手拿頭頂及側頭部3～5次；點按左右梁門穴，重點點按右梁門穴1～3分鐘。

4.劃側頭：雙手手指微屈，用併攏的四指沿頭髮的鬢角劃向頸後的風池穴止，共約2分鐘。

5.抹橋弓：頭偏向一側，用一手拇指或四指指腹分別在一側耳後沿下頷角到鎖骨上窩的一條大筋（即胸鎖乳突肌的鎖骨頭），從上向下推抹至胸廓上口處，雙手交替進行，反覆多次，左右各約1分鐘。此法有顯著的降壓作用。

6.辨證加減：

①陰虛陽亢者：加揉三陰交、太溪、太沖。

②氣血虧虛者：加揉足三里、曲池。

③痰濁中阻者：加揉中脘、豐隆。

④陰陽兩虛者：加揉三陰交、太溪、百會、氣海。





## 低血壓

低血壓可分為原發性低血壓、起立性低血壓、症候性低血壓，其中原發性低血壓使用經穴療法效果最好。原發性低血壓的發病原因不清，一般認為是體質性的，患者多半個子較高、較瘦，症狀表現類似貧血。起立性低血壓表現為就寢時血壓正常，起床活動時血壓突然降低。而症候性低血壓一般是由於營養失調、久病臥床所致，病好或營養加強則可改善。



【按摩治療】

1.自我按摩：每日晨起和晚上睡覺前先將雙手搓熱，調整呼吸，安定後用雙手大拇指指腹按揉百會、天柱，選擇性指壓大陵、陽池、陽溪、曲池，配合按壓太溪、湧泉、陽陵泉各約80次。

2.患者俯臥，自己或請家人自上而下用雙手掌推肩背部3～5次，然後依次點按肩井、膏肓、神堂、心腧、腎腧，每穴各1分鐘。

3.患者仰臥，自己或請家人用雙手掌推太陽穴→風池穴3～5次，再雙手拿頭頂及側頭部3～5次；指壓中脘、肓腧、大巨1～3分鐘。

## 噁心

噁心，顧名思義就是像由心窩向喉嚨湧出般的感覺。這種令人十分不快的症狀原因有飲酒過量、食物中毒、孕婦嘔吐、鼻炎、感冒、腦中風、胃痙攣、胃和十二指腸潰瘍、肝炎等。對於精神性和胃腸病引起的噁心，經穴按摩可改善。



【按摩治療】

1.自我按摩：取坐位，先指壓側頸，再按摩天容、氣舍，配下肢足三里、厲兌，當然，指壓胃腧不可少。

2.患者仰臥，自己或請家人按巨闕、不容、中脘，配足三里，起身摩挲胃腧。

## 神經性嘔吐

神經性嘔吐也稱條件反射性嘔吐。嘔吐與精神因素有密切關係，無噁心，食後立即發生嘔吐，嘔吐常不費力，每口嘔吐量不多，嘔完後可再進食，一般是精神因素引起的植物神經功能失調導致，如嗅到不好的氣味、聽到震耳的噪音或見到厭惡的食物而出現的嘔吐。

本病屬中醫「嘔吐」、「噦逆」、「嘔逆」等範疇。中醫認為，嘔吐是由於胃失和降、胃氣上逆所致。前人把有聲有物者叫做嘔；有聲無物者叫做乾嘔；有物無聲者叫做吐。嘔吐發病原因十分複雜，這裡所討論的屬情志不和所致的嘔吐。

【按摩治療】

1.肝氣犯胃：按揉胃腧、肝腧、太沖、梁丘，各約1分鐘；再拿夾脊。

2.痰食內停：按揉脾腧、三焦腧、膀胱腧、膻中、豐隆、內關，各約1分鐘。

3.陰虛陽亢：按揉脾腧、胃腧、三焦腧、太沖、三陰交，各約1分鐘。

## 膈肌痙攣（打嗝）

膈肌痙攣是指膈肌不自主的間歇性收縮運動，可以單獨存在，持續數分鐘至數小時後自癒；重者可晝夜不停或間歇發作，連續數日至數月不癒。亦可見於中樞神經疾病，如顱內病變；周圍神經性疾病，如迷走神經與膈神經受刺激而致。

本病中醫稱為「呃逆」，俗稱「打嗝」。中醫認為，飲食不節，情志鬱怒，脾陽運化失職，胃陰被灼，過食生冷或辛辣之品，胃氣上逆，衝動胸膈，則致呃逆不止。

【按摩治療】

1.自我按摩：順時針摩腹5～10分鐘，以中脘為重點；再按揉雙側內關穴、足三里，每穴約2分鐘。或自上而下推背部膀胱經，時間約6分鐘；再按揉膈腧、胃腧，以痠脹為準。

2.患者採仰臥位，請家人坐在一側按揉左右缺盆穴，以痠脹為準，每側1分鐘；然後按揉膻中穴1分鐘；再沿順時針方向摩腹，以中脘穴為重點，時間5～8分鐘。

3.患者採坐位，請家人在身後同時點按雙側翳風穴，手法由輕到重，以患者能承受為準，時間3分鐘。

4.辨證加減：

①脾胃虛寒者：加揉氣海穴。

②胃火上逆者：加揉陷谷穴。

③氣鬱痰阻者：加揉太沖穴。

④胃陰不足者：加揉太溪穴。

## 慢性胃炎

慢性胃炎是由不同病因引起的各種慢性胃黏膜炎性病變。有噁心、嘔吐、反酸、噯氣及其他消化不良症狀，服用制酸劑或進食後疼痛緩解。本病與急性胃炎遷延不癒、長期服用刺激性食物和藥物、營養缺乏、胃瘀血狀態、胃黏膜的破壞及自身免疫力低下等因素有關。

本病屬中醫「胃脘痛」之範疇，並認為，素體脾虛，勞倦過度，或飲食不節，嗜食黏膩之品，或素體陰虛，勞欲過度，或熱病傷陰，虛火內勝，灼傷津液，則胃痛。

【按摩治療】

1.自我按摩：患者採仰臥位，雙手重疊，手掌面貼於胃脘部，順時針方向揉摩10～15分鐘；再將一手中指指端放在中脘穴上，呼氣時中指下壓，吸氣時則隨之緩緩上抬，約2分鐘；然後分別按揉左右足三里穴，每側1分鐘。

2.患者採仰臥位，自己或請家人坐在一側，在胃脘部先用揉摩法15分鐘；接著按揉中脘穴5分鐘；再分別按揉足三里、公孫、太沖等穴，每穴1分鐘。

3.患者俯臥位，自己或請家人坐在一側，按揉肝腧、膽腧、脾腧、胃腧等穴，每穴1分鐘。接著用小魚際擦熱上述諸腧穴。也可以擦兩脇肋部，以透熱為準，擦熱後，自上而下地搓兩脇肋部3～5遍。

4.辨證加減：

①脾胃虛寒型：加點揉關元、氣海穴。

②脾胃濕困型：點揉梁門、陰陵泉穴。

③胃陰不足型：點揉三陰交、地機穴。

## 消化性潰瘍

消化性潰瘍主要指發生於胃和十二指腸的慢性潰瘍，以十二指腸潰瘍較多見。有噁心、嘔吐、反酸、噯氣及其他消化不良症狀，服制酸劑或進食後疼痛緩解。一般認為精神刺激或過度緊張，或不規則的進食，致胃腸壁的血管痙攣，胃液分泌異常，保護胃黏膜的黏液分泌減少，從而逐漸形成胃或十二指腸的潰瘍。

本病屬中醫「胃脘痛」範疇。中醫認為，素體脾虛、過食生冷或勞倦內傷、饑飽無常，或憂思惱怒，情志不遂，或脾虛氣滯，則氣滯血瘀，阻塞脈絡，不通則痛。



【按摩治療】

1.自我按摩：順時針方向掌摩脘腹部5分鐘；拇指按揉鳩尾、上脘、中脘、天樞、關元、足三里各約2分鐘；用掌根沿大腿前側陽明胃經自上而下推至下巨虛處，反覆操作約5分鐘。

2.患者仰臥，雙下肢放鬆屈曲，自己或請家人先推揉中脘穴5分鐘；再揉摩胃脘部15分鐘。

3.患者俯臥，自己或請家人以手掌沿脊柱兩側足太陽膀胱經第一側線，上上下下，反覆直推3～5遍；然後揉脾俞、胃俞，以微有痠脹為準。

4.辨證加減：

①脾胃虛寒者：加揉章門、建里穴。

②肝鬱氣滯者：加揉期門、陽陵泉穴。

③脾虛血瘀者：加揉膈俞、合谷穴。

注意：潰瘍病發作期間以藥物治療為主，應禁止按摩。

## 胃下垂

胃下垂是指胃的位置下降超過正常的範圍。腹脹、腹痛、噁心嘔吐、腹脹於進餐後或運動後加重，平臥減輕，伴乏力、心悸、頭暈等症狀。偶見便祕、腹瀉，或二者交替出現。造成胃下垂的原因主要是由於胃的懸吊韌帶鬆弛無力，以及腹壁脂肪缺乏和肌肉鬆弛。胃下垂多見於身體瘦長的體型，女性多於男性。

本病中醫稱之為「胃下」、「胃緩」，認為中氣不足或素來體質虛弱，先天不足，致脾氣虛弱，升舉不能，臟器下陷。

【按摩治療】

1.自我按摩：患者仰臥，雙下肢伸直，交替抬高，或雙下肢同時抬高並收腹，或雙下肢交替做「踏車」動作，或雙下肢屈髖屈膝觸腹，或仰臥起坐，或屈膝上抬臀，使臀部離開床面。以上方法堅持隔日訓練一次，量力而行。

2.患者仰臥位，請家人坐在一側，先揉腹部鳩尾、中脘穴位；然後以臍周圍及天樞、氣海為重點，術者將四指併攏，以手指螺紋面著力，根據胃下垂的不同程度，自下而上托之，同時在中脘穴用指振法和在上腹部用掌振法振動；再以逆時針方向摩腹，時間約10分鐘。

3.患者俯臥位，輕揉脊柱兩側膀胱經，按揉脾腧、胃腧、肝腧，時間約10分鐘。

## 胃腸神經症

胃腸神經症，是指由於神經功能紊亂引起的一系列胃腸道症狀，如反覆發作的噯氣、厭食、餐後嘔吐，嘔後又可以進食；情緒波動後，見餐後水樣腹瀉，並伴腹痛與腸鳴，有些病人出現陣發性腸絞痛、便祕，有時便祕和腹瀉交替。多見於青壯年，女性比男性高。特點是檢查無陽性體徵，未見器質性病變，只因各種精神因素，干擾高級神經的正常活動造成興奮和抑制過程的紊亂，而致胃腸功能障礙。

本病屬中醫「梅核氣」、「鬱證」等範圍。中醫認為，由於七情所傷、素體虛弱、勞累過度，加上飲食不節，以致氣機逆亂，升降不利，腸胃功能失職。

【按摩治療】

1.患者採仰臥位，自己或請家人揉摩胃腸部，約10分鐘；

然後推中脘、膻中穴，每穴5分鐘；按揉足三里穴，左右各1分鐘。

2.患者採坐位，自己或請家人拿風池穴、肩井穴及頸部3分鐘；按揉太陽、睛明、攢竹等穴，每穴1分鐘。擦兩脇肋部，以透熱為準，再搓兩脇肋3～5遍。

3.辨證加減：肝胃不和者，加按揉內關、梁丘；肝鬱氣結者，加按揉太沖、陽陵泉；脾胃虛弱者，加按揉脾腧、胃腧。

## 慢性腸炎

慢性腸炎是腸壁黏膜的慢性炎症病變，發作時出現腹瀉、腹痛等，病程多在兩個月以上，甚至達數月或數年。多由腸道慢性感染和炎症性疾病所引起，如慢性痢疾、腸寄生蟲病、潰瘍性結腸炎等。另外，精神因素、某些食物過敏也是本病的病因之一。

中醫將本病歸入「泄瀉」範疇。中醫認為，情志失調、氣機不利、飲食不節、勞倦內傷、久病纏綿或年老體衰，導致脾運化失常，失其健運，故成泄瀉。

【按摩治療】

1.自我按摩：掌摩脘腹部，順、逆時針各2分鐘；按揉中脘、天樞、關元、氣海、足三里、上巨虛、下巨虛，各約1分鐘；橫擦腰骶部八髎穴，以透熱為準。

2.患者仰臥，自己或請家人緩慢按揉中脘、氣海、關元、天樞等穴，再以手掌逆時針方向按揉腹部，同時按壓臍周。

3.患者俯臥，請家人或自己拇指按揉脾腧、胃腧、腎腧、大腸腧及長強穴，各約1分鐘；再橫擦腰骶部數次至發熱，最後按揉足三里穴。

4.辨證加減：肝氣乘脾者，加揉期門、行間穴；脾胃虛弱者，重點在氣海、關元、足三里穴按揉；腎陽虛衰者，加揉命門穴。

## 便祕

便祕是指大便次數減少，糞便乾燥難解。有食欲減退、口苦、噯氣、氣脹等症狀，有時見左下腹脹痛。四十歲以上的病者，如排便習慣一向規律，逐漸發生頑固性便祕，應考慮結腸癌的可能性。

中醫認為，由於素體陽盛、飲酒過多、食辛辣之品，或情志不暢、氣機鬱滯，或久臥久坐、久病、產後，元氣未復及年老體弱、氣血虧虛，可致腸胃積熱，疏泄失職，耗傷津液，使大便乾燥而成便祕。

【按摩治療】

1.自我按摩：順時針方向摩小腹5分鐘；拇指按揉天樞、關元、足三里各約3分鐘。

2.患者仰臥位，請家人或自己輕推中脘、天樞、大橫、關元穴治療，每穴約1分鐘；然後沿順時針方向摩腹約8分鐘。

3.患者採俯臥位，請家人沿脊柱兩側從肝腧、脾腧、胃腧到八髎往返平推，往返2～3遍；然後按揉腎腧、大腸腧、八髎、長強，時間約5分鐘。

4.辨證加減：

①熱盛便祕者：加揉內庭、曲池穴。

②氣滯便祕者：加揉太沖、氣海穴。

③氣血虧虛者：加揉足三里、建里穴。

## 前列腺炎

前列腺炎分急性和慢性。急性前列腺炎多因細菌感染後而引起炎症，也可從慢性前列腺炎轉化成急性；慢性前列腺炎多見於急性感染消退以後。會陰部長期慢性充血及不規律性生活等也會誘發前列腺感染而發病。

本病屬中醫的「淋證」、「癃閉」、「白濁」等範圍。中醫認為，熱結下焦，熱邪入侵，或外陰不潔，七情所傷，陰虛內熱，損傷脾腎，致脂液下流，而成尿濁不清。

【按摩治療】

1.患者仰臥，請家人或自己按揉中極、氣海、關元等穴，每穴約1分鐘；順時針方向摩小腹約6分鐘；再輕緩揉摩兩大腿內側，配合按揉髀關、五里，以痠脹為準，約6分鐘。

2.辨證加減：

①下焦濕熱：按揉三陰交、陰陵泉、膀胱腧、中極，每穴約半分鐘；再橫擦骶部八髎，以微有熱感為準。

②陰虛內熱：按揉章門、期門、太溪、太沖，每穴約半分鐘，以痠脹為準；再斜擦兩脇，以微有熱感為準。

③脾腎兩虛：按揉脾腧、腎腧，每穴約1分鐘，以微感痠脹為準；再橫擦背部脾腧、腎腧及背部督脈，以透熱為準。

## 遺精



遺精是指沒有發生性交而精液自行泄出的病症，每週兩次以上或一日數次，在睡夢中發生遺泄，或在清醒時精自滑出，伴有頭昏、耳鳴，精神萎靡，腰痠腿軟等症。

中醫認為本病多因腎虛精關不固，或君相火旺，濕熱下注，擾動精室而引起。

【按摩治療】

1.自我按摩：掌摩小腹部約5分鐘；按揉神闕、關元、氣海、腎腧、會陽各約1分鐘；橫擦腎腧、腰陽關、八髎，以透熱為準

2.仰臥，請家人先用魚際按揉中極、曲骨、關元，每穴2～3分鐘；再在關元處用掌摩法治療約3～5分鐘，手法宜柔和深沉，以小腹部有溫熱感為準。

3.俯臥，自己或請家人用中指指端分別按揉腎腧、命門，要求手法不宜過重，在微感痠脹後，每穴持續按揉2～3分鐘。

4.辨證加減：

①心腎不交者，加按心腧、內關、巨闕、太溪，每穴1～2分鐘。

②濕熱下注者，加按膀胱腧、小腸腧、三焦腧、足三里，每穴1～2分鐘。

③氣不攝精者，加按脾腧、胃腧、心腧、內關、間使、曲澤、氣海，每穴2～3分鐘。

④精關不固者，加按心腧、志室、次髎、腰陽關、內關、神門、氣海，每穴2～3分鐘。

## 陽痿

陽痿是指成年男子性交時，由於陰莖痿軟不舉，或舉而不堅，或堅而不久，無法進行正常性生活的病症。輕則性欲減退，重則陰莖萎縮不舉。發病原因除了生殖器官的器質性病變之外，多數與大腦皮質對勃起的抑制加強或脊髓中樞機能紊亂所致。

【按摩治療】

1.自我按摩：順時針方向掌摩小腹3分鐘；掌根按揉關元、氣海、三陰交、足三里各約2分鐘；拿大腿內收肌約2分鐘；橫擦腎腧、命門，以透熱為準。

2.仰臥，請家人或自行先用掌根按揉神闕，手法宜柔和而深沉，以臍下有溫熱感為準，約3～5分鐘；接著用魚際按揉氣海、關元、中極，每穴2～3分鐘；然後在氣海、關元處用掌摩法治療3～5分鐘，以小腹部有溫熱感為準。

3.俯臥，請家人先用中指指端按揉腎腧、命門，手法不宜過重，待微感痠脹得氣後，每穴持續按揉2～3分鐘；再點揉次髎、中髎，每穴約2分鐘；最後橫擦腰陽關，以小腹部透熱為準。

4.辨證加減：

①命門火衰者，可加按揉腎腧、關元、腰陽關、命門，2～3分鐘；最後按揉足三里5分鐘。

②心脾虧虛者，可加摩中脘、心腧、脾腧、三焦腧、每穴1～2分鐘。

③恐懼傷腎者，可分抹前額，同時配合按揉太陽，1～2分鐘；接著在頸椎棘突兩側，用一指禪推法或按揉法自上而下反覆治療4分鐘。

④無明顯全身症狀者，可按揉長強穴，於痠脹得氣後仍持續2分鐘；直擦背部督脈，以任脈透熱為準，並橫擦骶部次髎、中髎、以熱量透達下肢為準。



## 尿瀦留

尿瀦留是指短時間內膀胱充盈，尿意急迫卻不能自行排尿之病症。膀胱結石、急性前列腺炎、前列腺增生或前列腺癌見於成年男性，因尿道梗阻可致排尿困難，甚至尿瀦留。

本病屬中醫的「癃閉」範圍。中醫認為，濕熱蘊結，筋肉損傷，尿道阻塞，脾腎虧損，導致氣化不利，小便難以排出而成癃閉。

【按摩治療】

1.仰臥，請家人或自行用拇指指端按壓利尿穴（在腹中線神闕與曲骨連線之中點取穴），壓力由輕至重，時間約5分鐘。

2.仰臥，自行或請家人先順時針摩患者小腹約5分鐘；然後坐起按摩兩大腿內側，並配合按揉髀關和五里穴，以痠脹為準。

3.自行或請家人依次按揉氣海、關元、中極、石門穴，每穴約1分鐘，以痠脹為準。

## 尿失禁

尿失禁指尿液不能自主地排出或不能控制的尿液溢出。本病屬於中醫的「遺尿」、「小便失禁」等範圍。中醫認為，肺、脾、肝、腎各臟臟氣虛損，濕熱下注，下焦蓄血，膀胱約束無權而小便自遺。

【按摩治療】

1.坐位或俯臥，請家人或自行以雙手拇指點按肺腧、脾腧、膀胱腧、腎腧、次髎等穴，以痠脹為準，各約1分鐘；再請家人拿雙側肩井，以痠脹為準。

2.俯臥，用手掌揉按腰骶部約3分鐘，以熱脹為準。

3.仰臥，請家人或自行先行腹部摩法2分鐘；再點按氣海、關元、中極，同時配合振顫，各1～2分鐘。

4.仰臥，自行或請家人用拇指揉按下肢內側數次，再用手掌搓小腹部，腰部及足底部各50次，使局部發熱為準；點按陰陵泉、三陰交、行間等穴約2分鐘。

## 糖尿病

糖尿病是因機體內胰島素出現相對或絕對不足，引起糖、蛋白質及脂肪的代謝相繼出現紊亂的一種疾病。主要臨床表現為多飲、多食、多尿的三多症狀，以及消瘦、尿糖與血糖增高，甚至出現酮症酸中毒等危急症候。

本病屬中醫「消渴」、「消癉」、「消中」範圍。中醫認為，本病主要由於素體陰虛、飲食不節，又因情志失調，勞欲過度，發為消渴。依中醫辨證，本病可分為上、中、下三消。上消煩渴多飲，中消多食易饑，下消尿頻量多。

【按摩治療】

1.俯臥，請家人在背部兩側膀胱經自膈腧至腎腧往返平推10分鐘；按揉胰腧、肝腧、膽腧、脾腧、胃腧、腎腧穴，各約1分鐘，以痠脹為準；直擦督脈和膀胱經，橫擦腰骶部，均以透熱為準。

2.仰臥，自行或請家人幫忙推中脘、氣海、關元，每穴2分鐘；按揉雙側曲池、三陰交穴，每穴約1分鐘；最後擦湧泉，以透熱為準。

3.辨證加減：

①上消明顯者，拿手三陰經，點按肺腧、三焦腧、合谷、曲池、手三里，每穴約1分鐘。

②中消明顯者，拿足三陰經，點按脾腧、三焦腧、天樞

穴、陷谷、太溪、三陰交，各約1分鐘。

③下消明顯者，按揉志室、八髎、然谷、太溪、湧泉，每穴1分鐘，擦復溜、交信，以透熱為準。

## 血管性偏頭痛

血管性偏頭痛是一種臨床常見的症狀，多有家族病史，女性居多，以偏頭痛發作最為常見，呈搏動性鑽痛、鈍痛或刺痛，可伴噁心、嘔吐、閉目畏光，每因氣候變化、精神刺激、勞累、婦女經期而誘發。

本病屬中醫「頭風」、「頭痛」範疇。

【按摩治療】

1.自我按摩：按揉頸部約5分鐘，以頸部兩側有痠脹感為準；按揉太陽約3分鐘；按揉風池約3分鐘；用兩手的指尖擊打頭頂部約5分鐘。

1.坐位，請家人拿風池、頸項，3～5分鐘；推橋弓，自上而下，每側各20次；分抹前額，眉弓各5次。

2.從印堂→向上沿前額髮際→頭維→太陽，往返3遍，配合按揉印堂、睛明、魚腰、百會、太陽等穴，各約1分鐘；

3.仰臥或坐，請家人或自行按揉兩側太沖，以痠脹為準；擦兩側湧泉穴，以透熱為準。

4.辨證加減：胃納不佳者，加摩腹，按揉足三里；噁心嘔吐者，加揉內關、內庭、豐隆。

## 三叉神經痛

三叉神經痛是指在三叉神經分布區反覆發生的一種陣發性電擊

樣劇痛。疼痛如電擊、刀割、撕裂或針刺，可引起反射性顏面肌肉抽搐，口角牽向患側，稱痛性抽搐。並有面部發紅、流淚、流涎等症狀。持續時間僅數秒至一、二分鐘不等，反覆發作、間歇期無任何症狀。見於四十多歲的成年人，男多於女。說話、洗臉、刷牙、打哈欠、吹風等均可誘發。

本病屬中醫的「面痛」範疇。

【按摩治療】

1.自我按摩：按揉陽白、魚腰、睛明、太陽、四白、上關、下關、顴髎約8分鐘；用大魚際揉患側顏面部約3分鐘；拿曲池、外關、合谷約3分鐘。

2.坐位，自己或請家人自太陽→頭維→上關→下關用揉法，往返3～5遍；沿眼眶做往返的「∞」字形平推操作，重點施於睛明、四白等穴。

## 顏面神經麻痺

顏面神經麻痺又稱顏面神經炎，俗稱「面癱」、「歪嘴巴」、「吊線風」，是莖乳突孔內急性非化膿性的顏面神經炎。多有受寒病史，自覺面部僵硬、活動不靈活、流涎、流淚、食物殘留病側齒頰間隙。可能是因局部營養神經的血管受風寒影響而發生痙攣，使該神經組織缺血水腫、受壓迫而致病。

本病屬中醫「面癱」、「口眼渦斜」範疇。



【按摩治療】

1.自我按摩：用大魚際揉摩患側面部約5分鐘；捏拿患側顏面肌肉約5分鐘；用拇指按揉太陽、陽白、睛明、四白、迎香、顴髎、下關、頰車、水溝、合谷各1分鐘。

2.仰臥位，請家人用平推法自印堂→陽白→太陽→睛明→四白→迎香→下關→頰車→地倉，往返3～5遍。

3.坐位，請家人站於身後，或自行平推風池及項部，隨後拿風池、合谷，各約1分鐘。

## 肋間神經痛

肋間神經痛是指一支或幾支肋間神經分布區的束帶樣反覆性疼痛，每因呼吸或咳嗽、噴嚏時，肋間隙縮小而激發疼痛。原發性肋間神經痛病因未明，繼發性肋間神經痛則常因胸腔、肋骨或脊柱的病變而導致。

本病屬中醫的「脇痛」或「脇肋痛」範疇。

【按摩治療】

1.自我按摩：用拇指按揉期門、章門、膻中、太沖、行間約5分鐘；用手掌斜擦兩側脇肋部，以透熱為準。

2.俯臥，請家人先按揉兩側支溝、陽陵泉2分鐘；然後以掌根自上而下按壓胸椎，以拇指按揉疼痛節段的夾脊、背腧穴。

3.上側臥位，自行或請家人以拇指指腹沿肋間隙自後向前按揉、彈撥，往返3遍。

## 神經衰弱

神經衰弱患者對細微的軀體不適特別敏感，常有頭暈、腦脹、胸悶、心悸、關節痠痛等，但檢查無陽性體徵。常感精力不足、肢體乏力、不願多活動。不易入睡、多夢、易驚醒、醒後難再入睡。有的多汗、厭食、便祕、尿頻、月經不調、頻繁遺精等。多見於青

壯年的腦力工作者，亦見於病後或體質虛弱患者，與勞累、緊張、情緒波動有關

中醫認為本病屬於「不寐」、「鬱證」、「虛損」、「心悸」等範疇。



【按摩治療】

1.坐位，請家人以雙拇指分推印堂至太陽穴，揉眉弓，各約1分鐘。再以兩手捏拿風池、肩井穴3～5遍。

2.仰臥，請家人或自行點按內關、足三里、三陰交穴各半分鐘。再以一手按壓中脘，一手按壓關元，一起一伏，交替緩慢按壓數次。

3.俯臥，請家人或自行揉按心腧、肝腧、脾腧、腎腧穴各半分鐘。直擦背部督脈，橫擦腎腧、命門部以及雙側湧泉穴，以透熱為準。

## 失眠

失眠大概也可以算「牙痛不是病，痛起來真要命」那一類看似無傷大雅，實則非常折磨人的問題了。失眠一般有三種情形，一種是輾轉反側，難以入眠；一種是睡了夜裡數次醒來，或做夢導致無法熟睡；還有一種是睡不著，很早就醒、起床。

大多數失眠是神經性失眠，更有甚至由於擔心失眠而更加睡不著的。也有因為高血壓或胃腸系統問題而失眠的。



【按摩治療】

1.坐位，請家人或自行用右手拇指輕揉百會穴2分鐘，再用雙手拇指由印堂至上星至百會交替推5～6次，共4分鐘。然後雙拇指自印堂起向內外依次點揉睛明、魚腰、太陽、四白

等穴共3分鐘。繼而右手五指均勻張開，中指按定印堂穴，其餘四指對稱按定魚腰及頭維穴，再向後方推至風池穴，點按風池、天柱穴，反覆4～5遍。

2.仰臥，請家人或自行點按鳩尾、巨闕、不容、期門、章門穴各半分鐘。再揉按肓腧、大巨、關元，交替緩慢按壓數次。

3.俯臥，請家人或自行點按隔腧、肝腧、腎腧穴各半分鐘。直擦背部督脈，橫擦腎腧、命門部以及雙側湧泉穴，以透熱為準。

## 腦震盪後遺症

腦震盪是指頭部遭受暴力打擊後，中樞神經系統出現一時性的功能障礙。腦震盪後遺症是指患者清醒後出現的頭痛、頭昏、畏光、耳鳴、噁心、視力減退、心悸、失眠等症狀。

本病屬中醫「頭痛」、「頭暈」範疇。

【按摩治療】

1.坐位，自行以雙手從前至後沿經絡走向點打全頭部，約3分鐘；並以虛拳輕叩百會穴10～15下。

2.坐位，請家人立其後，拿風池、頸項、肩井，時間約5分鐘。

3.坐位，自行或請家人揉自印堂→百會，往返3遍；自印堂→太陽→頭維，往返3遍；自一側翳風→另一側翳風，往返3遍。

4.辨證加減：有噁心嘔吐者，加推內關、內庭等穴；有頭目眩暈者，加擦湧泉，掐至陰；有胃納不佳者，加摩腹，按揉足三里。

## 偏癱

偏癱是指由於一側椎體束損害所致同側上下肢體的癱瘓，以大腦和腦幹血管性病變最為常見，其次是有腦外傷等，多見於老年人。

中醫學將本病歸入「偏枯」、「半身不遂」範疇。

【按摩治療】

1.頭面頸項部操作：坐位，家人用抹法自印堂→太陽往返4～5次，同時配合按揉睛明、太陽；然後按揉頸項兩側，按風府，拿風池、肩井，各約1分鐘。

2.上肢部操作：

①仰臥。家人對患側上臂至前臂用拿法，配合肩外展和肘伸屈的被動活動；按揉尺澤、曲池、手三里、合谷，配合腕關節及指間關節伸屈的被動活動，手指關節可配合捏法，時間共約5分鐘。

②坐位。家人對患側肩胛周圍及頸項兩側用𢶍法，配合肩後伸、外展、內收的被動活動；自肩部拿至腕部用拿法，配合活動肩、肘、腕關節；再做肩、肘、腕部搖法。時間共約5分鐘。

3.背及下肢部操作：

①俯臥。家人按背部脊柱兩側，2～3次，重點在天宗、肝腧、膽腧、膈腧、腎腧；脊柱兩側用𢶍法，自上而下至小腿後部，以環跳、委中、承山為重點；配合腰後伸和患側髖後伸的被動活動。時間約5分鐘。

②讓患者採用健側臥位。家人自患側臀部沿大腿外側至小腿外側用𢶍法治療約3分鐘。以髖關節和膝關節為重點治療部位。

③仰臥。家人對患側下肢前面由上至下用㨰法，重點在伏兔、膝眼、解溪；同時配合髖、膝、踝關節的被動伸屈活動和整個下肢內旋動作；按揉委中、承山、風市、膝眼、解溪等穴，最後搓下肢，時間約5分鐘。

# 二、婦科常見病症

## 月經不調

月經不調是指月經週期、經量、經色、經質的改變，包括月經提前、延後、先後無定期，以及月經量過多或過少等。外界氣候、地理改變、生活習慣變化、精神情緒波動，均可能影響月經的正常規律，但是偶爾失常一、二次，能迅速恢復正常的不作疾病論。

【按摩治療】

1.俯臥，自行或請家人幫忙按腎腧穴1分鐘，先左後右，使之有沉脹感；按壓命門穴2分鐘，使之有沉脹感，並向小腹傳導；用中等力道揉按八髎穴2分鐘。

2.仰臥，自行或請家人幫忙揉按氣海穴，反覆數次。

3.正坐，自行按揉雙側足三里、三陰交各1分鐘，以有痠脹感為宜。晚上熱水泡腳後按摩效果更好。

4.辨證加減：

①經期提前：氣虛者，加取肺腧、肝腧、膈腧、三焦腧、次髎、中脘、氣海等穴；血熱者，加取膈腧、脾腧、大腸腧、關元、氣沖。

②經期延後：血寒者，加取肺腧、脾腧、次髎、中脘、足三里、三陰交、血海等穴；氣鬱者，加取肺腧、肝腧、三焦

俞、膻中、氣海、期門；血虛者，加取血海、肝俞、氣海、肺俞、三焦俞、腎俞、次髎、中脘、關元。

③經期先後無定期：脾虛者，加取雙側脾俞、胃俞、腎俞、足三里、三陰交、上髎、次髎、中髎；肝鬱者，加取雙側肝俞、膽俞、環跳、陽陵泉、陽交、血海、內關；腎虛者，加取雙側三焦俞、腎俞、肓門、志室、白環俞、八髎、足三里、湧泉、血海。

## 經前期緊張綜合症

經前期緊張綜合症是指在月經來潮前數天出現緊張、壓抑、易怒、煩躁等精神異常，經期結束後消失，且反覆發作者。多與女性體內激素異常等因素有關。

【按摩治療】

1.自我按摩：正坐，分抹前額、目眶上下及鼻翼，約2分鐘；再揉前額部、太陽、百會穴，約10分鐘。

2.正坐，自行或請家人幫忙五指拿法拿頭頂部5～8遍，然後拿風池穴約30秒；再按揉左右之肺俞、心俞、膈俞穴，每穴2分鐘；搓兩脇部約30秒。

3.前傾坐位，用小魚際擦背部膀胱經和督脈，擦2分鐘，以透熱為準。

4.辨證加減：

①心血不足者：加按揉肝俞、脾俞、胃俞；

②肝鬱火旺者：加按揉肝俞、血海、三陰交；

③痰氣鬱結者：加按揉肝俞、天突、陰陵泉、三陰交等穴。

## 痛經

痛經亦稱「經行腹痛」，是指婦女每個月在「好朋友」來臨期間或前後，小腹及腰部疼痛。原發性痛經指無明顯生殖器官病變的月經疼痛，常發生在月經初，多見於未婚或未孕婦女；繼發性痛經指因生殖器官病變，如子宮內膜異位症、骨盆腔炎和子宮肌瘤等引起的月經疼痛，其治療宜針對原發病進行。經穴按摩療法適用於原發性痛經。

【按摩治療】

1.仰臥，請家人或自行用右手掌在下腹部做緩慢摩動（右下腹→臍→臍左側→中極穴→右下腹），如此反覆約10分鐘；再按揉氣海、關元、中極穴，雙側的血海、陰陵泉、三陰交穴，每穴2～3分鐘。

2.俯臥位，自行或請家人幫忙用拇指按揉腎腧和八髎穴，每穴2～3分鐘，隨後擦腎腧和八髎穴，以透熱為準。

3.辨證加減：

①氣滯血瘀者：加按揉肝腧、膈腧、章門、期門等穴，再沿肋弓的方向做擦法約1分鐘。

②寒濕凝滯者：加熱敷腎腧、八髎穴處5～10分鐘。

③氣血虛弱者：加推中脘，摩揉上腹部5～10分鐘，擦背部督脈經和膀胱經，以透熱為準。



## 閉經

凡年滿十八歲而月經尚未來潮者，稱為原發性閉經；如月經週期建立後，停經三個月以上者，稱為繼發性閉經。引起閉經的因素包括大腦皮質、性腺、內生殖器官、甲狀腺、腎上腺、精神因素、消耗性疾病等，至於先天性無子宮、無卵巢、陰道閉鎖等器質性病變所致的閉經，則不是靠按摩所能解決的。

【按摩治療】

1.仰臥，自行或請家人幫忙逆時針方向緩慢掌摩小腹，配合按揉關元、氣海、血海、三陰交、足三里穴，時間共約10分鐘。

2.俯臥，請家人或自行在腰脊柱兩旁用㨰法約5分鐘，再揉肝腧、脾腧、腎腧，每穴2分鐘，最後擦督脈八髎穴，以透熱為準。

3.辨證加減：

①血枯經閉者：推中脘、天樞。

②血滯經閉者：患者仰臥，揉捏大腿內側的陰廉、陰包、血海、陰陵泉、足五里、照海、然谷。

## 更年期綜合症

婦女在自然停經前後或因其他原因喪失卵巢功能後出現的一些症狀和體徵，統稱為更年期綜合症。

【按摩治療】

1.仰臥，請家人或自行按揉膻中、中脘、氣海、關元、中極穴，雙側的陰陵泉、足三里、三陰交，每穴2分鐘，接著揉摩胃脘及下腹部，各為5分鐘。

2.俯臥，請家人或自行以拇指按揉肝腧、脾腧、腎腧、命門穴，每穴2分鐘；用小魚際擦背部督脈和膀胱經及命門穴，以透熱為準。

3.坐位，自行拿風池、肩井及項部各2分鐘；五指拿頭頂

5～10次；用魚際揉前額5分鐘；按揉太陽、攢竹、四白、迎香、百會，每穴30秒。

## 妊娠嘔吐

孕婦在妊娠6週左右通常會有挑食、食欲不振、輕度噁心和嘔吐，也稱早孕反應。一般到妊娠12週左右自然消失。

【按摩治療】

1.仰臥，請家人幫忙或自行按揉左右缺盆、膻中，每穴1分鐘，以痠脹為準；順時針方向摩腹6～8分鐘。

2.俯臥，自己或請家人自上而下在背部膀胱經施滾法2～3分鐘，按揉膈腧、胃腧，以痠脹為準；揉搓背部及兩脇。

3.辨證加減：

①脾胃虛弱者：加橫擦左側背部脾胃區域，直擦督脈，均以透熱為準，再按揉足三里、內關穴各半分鐘；

②肝胃不和者：加以輕手法按揉中府、雲門、膻中、章門、期門、肺腧、肝腧、隔腧、胃腧、內關、足三里、豐隆，每穴約半分鐘，兩者均以痠脹為準；橫擦胸上部、斜擦兩脇，以微熱為準。

## 子宮脫垂



如子宮從正常位置沿陰道下降，子宮頸達坐骨棘水平以下，甚至脫出於陰道口外時稱為「子宮脫垂」。中醫稱其為」「陰挺」、「陰脫」、「子宮脫出」等。多見於經產婦。

【按摩治療】

1.仰臥，請家人幫忙或自行按揉中極、關元、氣海，每穴2～3分鐘；然後緩慢掌摩下腹部約5分鐘；按揉百會和雙側的足三里，每穴2分鐘，再雙手對稱用力捏拿兩側的腹外斜肌3～5次。

2.俯臥，自行或請家人按揉腎腧、命門、長強，每穴2分鐘。再擦兩側腎腧、命門穴，以透熱為準。

## 不孕症

凡是在生育年齡的夫婦，未採取避孕措施同居三年以上而不能受孕者稱為不孕症。引起不孕的主要因素有卵巢不排卵或黃體功能不良、附件及輸卵管炎症、子宮肌瘤、子宮發育不全、子宮後傾後屈、子宮肌層內膜炎症，妨礙受精卵著床，可引起不孕。也有約30%～35%不孕症的原因在於男方，如在男方檢查中發現無精子或數目減少、精子活動力減弱、形態異常等。經穴按摩主要改善女方症狀。

【按摩治療】

1.仰臥，請家人幫忙或自行按揉關元、中極、子宮、氣海、兩側三陰交穴，每穴約2分鐘。

2.俯臥，自行用小魚際擦次髎穴、背部膀胱經，以透熱為準。

3.辨證加減法：

①腎虛不孕者：加按揉命門、腎腧、照海，每穴約2分鐘。

②肝鬱不孕者：加用按揉蠡溝、太沖穴，每穴2分鐘。

③血瘀不孕者：加用掌摩腹部，約5分鐘，按揉血海穴2分

鐘。

## 性功能障礙

性功能障礙是指夫妻之間不能進行正常的性交活動，表現為性冷感、缺乏性快感、性生活困難。90%左右的性功能障礙是由精神因素引起的，只有極少數是由於生殖系統的器質性病變所引起。

【按摩治療】

1.仰臥，先用手掌分別依順時針、逆時針摩小腹部，各30～50次；再請家人或自行點按氣海、關元、足三里、三陰交穴，每穴約1～2分鐘；然後用兩手四指自患者股內上方陰廉、足五里穴處，自上向下揉捏、經陰包至膝下陰陵泉穴處止，反覆3～5遍。

2.俯臥，自行或請家人按腎腧、心腧、肝腧、命門穴，每穴約2～3分鐘；再掌揉背部京門穴5～10分鐘；按壓會陰穴2分鐘。

3.辨證加減：

①腎陽虛者：可加掌按命門穴2分鐘，橫摩臍周3分鐘；

②腎陰虛者：可加按揉照海、至室、行間各1～2分鐘；

③心腎兩虛者：可加按中極、八髎穴各1～2分鐘；

④肝鬱氣滯者：可加按章門、期門、膻中穴各1～2分鐘；再雙手斜擦脇肋，反覆5～10分鐘。





## 婦女泌尿系統感染

泌尿系統感染以尿頻、尿急、尿痛為主要表現，為腎盂腎炎、膀胱炎、尿道炎的總稱。因婦女尿道較短，細菌易於侵入，故發病機會較多。急性泌尿系統感染：起病急，高熱、惡寒、尿頻、尿急、尿痛，伴體倦、納呆、腎區叩擊痛、壓痛。慢性泌尿系統感染：起病隱匿，表現為無症狀而尿液檢查異常，或反覆發作的尿道刺激症狀。病史長，有反覆發作的尿道感染病史。

【按摩治療】

1.俯臥，請家人幫忙或自行點按肺腧、脾腧、腎腧、膀胱腧各1分鐘，然後按揉腰骶部數次，痛點處多施手法。

2.仰臥或坐，自行按壓大腿內側的痛點，及關元、中極、足三里、三陰交各1分鐘。

3.仰臥，自行揉摩腹部，再提小腹部肌肉數次，使小腹及膀胱有熱脹感覺，然後以手掌在小腹部運摩3～5分鐘。

## 慢性骨盆腔炎

骨盆腔炎包括子宮、輸卵管、卵巢、子宮旁結締組織及骨盆腔腹膜的炎症，表現為下腹部持續性疼痛，以及陰道分泌物增多等。

【按摩治療】

1.仰臥，雙膝屈曲，自己或請家人幫忙先進行腹部按摩數次，再點按氣海、關元、血海、三陰交各1分鐘；然後雙手提拿少腹部數次，痛點部位多施手法。

2.俯臥，自行以手掌在腰骶部按摩數次，再點按腎腧、次髎、大腸腧各1分鐘；然後在腰骶部運摩3～5分鐘。

3.辨證加減：

①下腹墜脹疼痛較甚者，加橫擦腰骶部，直擦腰部督脈，雙手同時斜擦小腹兩側，以透熱為準。

②白帶較多者，加按揉兩側血海穴，直擦兩小腿內側，以

透熱為準。

## 急性乳腺炎

急性乳腺炎多為金黃色葡萄球菌引起的乳腺組織的急性化膿性炎症。好發於產後2～3週的哺乳期產婦，尤以初產婦發病最多。有發熱、惡寒、乳房腫脹，局部皮膚紅、熱，有搏動性疼痛，可觸及壓痛性腫塊，數天內腫塊化成膿腫。中醫學稱為「乳癰」。

【按摩治療】

1.自我按摩：端坐，一手托起乳房，另一手以拇指、食指及中指輕輕捏住乳頭進行揉拉、推擠，反覆操作數遍直至乳腺口有液體外出；然後再以手掌小指側，由乳房周圍向乳頭處順摩數遍，盡量使蓄乳流出為好。

2.端坐或俯臥，自行或請家人點揉肺腧、肝腧、胃腧，然後雙拇指重疊按壓大椎、捏肩井。

3.仰臥，用手掌按摩腹部，點按中脘、期門、天樞，各1分鐘。

4.端坐，一手捏住腋前的胸大肌向外滑動，當手離開時乳房隨之顫動，反覆數次，然後點揉曲池、合谷，各1分鐘。肝胃不和者加捏太沖、按揉章門。

## 產後恥骨聯合分離

產後恥骨聯合分離發生在婦女分娩後，以恥骨聯合部、陰部、腰骶部疼痛，上樓及步履困難為主要特徵，目前尚無特效療法，但按摩對本病有一定的療效。

【按摩治療】

1.俯臥，請家人先按揉腰骶部及臀部，再按揉八髎、環跳、秩邊、大腸腧、關元腧等穴，並配合下肢後伸活動。

2.仰臥，請家人幫忙以腋夾住其一側足踝部，向遠端牽引1～2分鐘。

3.俯臥，自行按揉、擦患側骶髂部，以透熱為準；按揉髖部、恥骨聯合部與阿是穴。

4.辨證加減：

①伴骶髂關節後半脫位者，加腰骶部後伸扳法。

②伴骶髂關節前脫位者，加側臥位腰部推扳法。

# 三、骨傷科常見病症

## 頸椎病

頸椎病是因頸椎或椎間盤發生退變後刺激或壓迫鄰近組織，產生的一系列症候群。可表現出手指麻木、頭暈、耳鳴、視力減弱等症狀，以往多見於中老年人，但近年來由於電腦的廣泛使用，本病的發病年齡大大提前。

中醫認為，本病是由於肝腎虧損，筋骨衰退，加之慢性累積性勞損，使氣血虧虛、筋骨失養，風寒濕邪侵襲，痺阻經絡，氣滯血瘀而致。

【按摩治療】

主要是透過按摩緩解頸肌緊張狀態，恢復頸椎正常結構和力量平衡。

1.自我按摩：以食、中、無名指置於項部兩側肌肉處，自上而下按揉約5分鐘；做頸項部各方向的自主活動，包括前屈、後伸、左右側屈、左右旋轉，每個方向10～20次，活動時速度宜慢，幅度由小逐漸加大；再進行聳肩、縮肩、擴肩等活動，兩側交替或同時進行10～20次。

2.坐位，請家人幫忙用擦法從風池沿頸項兩側推至頸肩交界處，往返10～20遍；做頸椎拔伸法1～2分鐘，再緩慢屈伸患者頸部5～10次。

3.按揉兩側頸肩部，以椎旁及肩部的壓痛點為重點，同時配合頸部的屈伸、旋轉等被動運動，運動幅度由小逐漸加大，時間約5～8分鐘；

4.拿肩井，點按頸肩部風池、風府、大椎、天宗及阿是穴等，每穴約1分鐘。

5.以輕柔㨰法沿上肢的神經放射性疼痛路線操作3～5分鐘，緩解疼痛。

## 落枕

落枕又稱「扭筋」、「失枕」，由不自然的睡眠方式或睡眠時臥枕不適所致，表現為頸項部疼痛、活動功能障礙等。

【按摩治療】

對疼痛較敏感者，可結合遠端取穴通絡止痛；肌肉痙攣嚴重者，以鬆解肌肉痙攣為主；伴有頸椎關節紊亂者，手法整復。

1.自我按摩：按揉頸項部及肩部約3分鐘；拿肩部約3分鐘；用拇指按壓風池、落枕（在手背側，第二、第三掌骨之間，指掌關節後約1公分處）、後溪、天柱、懸鐘穴等，各約1分鐘；用掌擦法擦頸項部，以透熱為準。

2.坐位，自行或請家人用拇指點按風池、天柱、肩井、天宗、落枕等穴，每穴約1分鐘。

3.用擦法擦頸項及肩背部，以透熱為準；用㨰法施術於患側頸項及肩部，配合頸項屈伸和側屈被動運動，約5分鐘。

4.坐位，請家人用魚際或掌根按揉患側頸項部，約2分鐘；拿風池、頸項部及肩井，約2分鐘。

## 肩關節周圍炎

肩關節周圍炎即肩周炎，又稱「五十肩」、「漏肩風」。是指肩關節周圍肌肉、肌腱、韌帶和滑囊等軟組織的慢性無菌性炎症。其臨床特徵是肩部疼痛和活動受限，好發於四十至六十歲之間，女性多於男性。本病常在肩關節周圍組織退變基礎上發生，與肩局部疾患和肩外疾病引起的上肢在軀幹旁固定時間過久、活動受限有關。

中醫認為肝腎虧損、氣血不足，復感風寒濕邪而形成本病。

【按摩治療】

急性期疼痛較敏感，手法宜輕柔；慢性期功能障礙明顯，以鬆解黏連、滑利關節為主，手法刺激可較重，並配合肩關節各功能位的被動運動。

1.自我按摩：自己按揉肩周肩髃、肩髎、肩內陵、肩貞、曲池、阿是穴等處，每穴約1分鐘；用三指拿法拿合谷2分鐘。雙上肢後伸，用健側的手將患側的手拉向健側，反覆進行十餘次；面對牆壁，上舉患肢，患手沿牆壁緩緩向上爬動，使上肢盡量高舉，然後放下，反覆進行十餘次，注意軀幹要挺直。

2.急性期：

①肩周各部用㨰法，以壓痛點和黏連較重的部位為重點，約8分鐘。

②用拇指按揉法按揉肩周的極泉、肩髃、肩髎、肩貞、曲池等穴，每穴約1分鐘。

③分別用拿法、揉法、擦法、搓法治療肩部，共約10分鐘。

3.慢性期：

①肩背部用㨰法，同時另一手握患者上肢，做肩關節各方

向被動活動，約8分鐘。

②拇指按揉肩髃、肩髎、肩內陵、肩貞、肩井、天宗等穴，每穴約2分鐘。夜間疼痛重者，重點按揉天宗。

③用握手搖肩法或托肘搖肩法搖肩關節，時間約2分鐘，搖動幅度要由小到大。

④向各方向扳肩關節，時間約3分鐘，以改善肩關節活動功能障礙，切忌動作粗暴。

⑤搓、抖肩部及上肢，時間約2分鐘。

## 網球肘（肱骨外上髁炎）

肱骨外上髁炎又稱「網球肘」，是由於肘部外傷和勞損等因素，導致肱骨外上髁前臂伸肌肌腱附著點處的纖維出現部分撕裂或骨膜的炎性反應，症狀表現為肘部疼痛、腕部屈伸活動受限等。

【按摩治療】

推拿前或結束後可用熱毛巾熱敷痛處。

1.自我按摩：患者坐位，患臂置於胸腹前，用健側手環形揉、擦肘外側約5分鐘，以透熱為準。做患側肘主動屈伸及前臂的旋前或旋後活動各20次。

2.坐位，自行搓患肢的肘部，從上臂直至前臂，反覆3～5次；或請家人擦患肢前臂背側、肘外側及前臂，以透熱為準。用拇指撥法撥肘外側壓痛點，約2分鐘。

3.坐位，自行或請家人用拇指按揉曲池、肘髎、手三里、合谷及肱骨外上髁壓痛點，各約1分鐘。

4.被動運動肘關節：請家人一手握肘關節上方，另一手握腕部，做肘關節的拔伸牽引約1分鐘，握腕的手同時做前臂的旋轉活動，然後極度屈曲肘關節3～5次。

## 高爾夫球肘（肱骨內上髁炎）

肱骨內上髁炎又稱「高爾夫球肘」，是指肱骨內上髁部受到前臂屈肌總腱的反覆牽拉，或者由於反覆的勞損，導致肱骨內上髁部位慢性損傷發生無菌性炎症變化，導致肘關節內側疼痛、肘關節活動功能障礙伴腕關節屈伸活動受限為主的病症。

【按摩治療】

類似肱骨外上髁炎。

1.自我按摩：坐位，患臂置於胸腹前，用健側手環形揉肘內側約5分鐘；患側肘關節主動屈伸及前臂的旋前或旋後活動各20次；用健側手掌在患側肘內側部沿前臂上下擦動，以透熱為準。

2.坐位，自行或請家人用拇指按揉曲澤、小海、少海、後溪及肱骨內上髁處壓痛點，各約1分鐘，以有痠脹感為準。

3.坐位，請家人或自行拿捏前臂屈肌，上下往返3～5次。用擦法擦肘關節內側，以透熱為準，重點在壓痛點處。

4.屈伸肘關節5～10次，然後做肘關節最大限度的屈伸活動3～5次。

## 滑鼠手（腕管綜合症）

腕管綜合症是指正中神經在腕管內被卡壓而出現的一組症狀和體徵，拇、食、中指疼痛和麻木，夜間加劇，少數患者疼痛可放射至前臂、上臂甚至肩部。



【按摩治療】

1.自我按摩：坐位，以拇指點按陽溪、合谷、列缺、太淵等穴各半分鐘；握患側手掌進行被動伸、屈和收、展腕關節約1分鐘；在腕關節扭傷處施以擦法，以透熱為準。

2.患者採坐位，術者拇指按揉極泉、曲池、內關、外關、陽溪、合谷及壓痛點各1分鐘。

3.用腕關節搖法搖動腕部5～10次；用分推法向兩側分推腕掌3～5次。

4.用拔伸法分別拔伸五指，然後擦腕部，以透熱為準。

## 橈骨莖突狹窄性腱鞘炎

橈骨莖突狹窄性腱鞘炎是指通過橈骨莖突部腱鞘的拇長展肌腱與拇短伸肌腱因機械性摩擦而引起的慢性無菌性炎症。以橈骨莖突處腫脹疼痛為主要特徵，常見於家務工作及手工操作者，中老年婦女最為常見，家中抱小孩較多者易發。

【按摩治療】

1.自我按摩：坐位，在前臂外側伸肌群施以捏、拿、按、揉法，共3～5分鐘；拇指點按手三里、偏歷、陽溪、列缺和合谷等穴各約1分鐘；然後以橈骨莖突部為中心用擦法，以透熱為準。

2.坐位，請家人用大魚際擦橈骨莖突部，以透熱為準；再用拇指按揉手三里、偏歷、陽溪、列缺、合谷，重點按揉橈骨莖突部及其上下方，每穴約1分鐘。

3.一手握患腕，另一手拔伸患手拇指，同時做腕關節的掌屈、背伸及旋轉被動運動，1～2分鐘。

4.坐位，請家人左手拇指置於橈骨莖突部，右手食、中指夾持患者拇指，對抗牽引，並向尺側屈曲，同時用左手拇指推按橈骨莖突部，反覆操作約3分鐘。

## 指間關節扭挫傷

指間關節扭挫傷是指由於外力作用，使指間關節超過正常活動範圍，導致指間關節關節囊、韌帶、肌腱及關節軟骨出現不同程度的破壞，主要表現為損傷部位疼痛、腫脹青紫及活動障礙。

【按摩治療】

初期以止痛為主，可配合冰敷；後期以滑利關節為主。

1.自我按摩：坐位，用健側手拇指按揉損傷部位3～5分鐘；然後用指擦法擦患指，以透熱為準。急性期過後可配合熱敷法。

2.損傷初期：

①坐位，請家人用拇指按揉腫脹部位3～5分鐘，用力由輕漸重。

②用拇、食二指分別掐、捏患指指根部1分鐘，以緩解患指疼痛；拔伸指間關節3～5次後，抹腫脹部位3～5分鐘。

3.後期：

①坐位，術者以拇、食指分別掐、捏患指指根部，約1分鐘。

②拔伸患指指間關節1～2分鐘後，按揉損傷部位約5分鐘。



## 腰椎間盤突出症

腰椎間盤突出症是指腰椎間盤在退變基礎上，纖維環破裂，髓核突出，壓迫和刺激脊神經根或馬尾神經所引起的一系列症狀的綜合症。表現為腰痛合併下肢放射性疼痛，疼痛放射至小腿或足部。腰背活動功能障礙，患側下肢乏力，可出現跛行步態、小腿外側及足背有蟻行感或麻木感。

【按摩治療】

1.自我按摩：站立位，用手掌按揉腰部兩側肌肉5～10分鐘，然後進行腰背肌肉功能鍛鍊。

①俯臥背伸鍛鍊：俯臥，雙下肢伸直保持不動，上肢貼在身旁，抬頭時上身軀體向後背伸，每組做20～30次，每日3組；進一步，在俯臥位抬頭後伸及雙下肢直腿後伸，每日3～5組，每組30～50次。

②拱橋（五點支撐）訓練：仰臥，以頭後部、雙肘及雙腳支撐身體，兩腿半屈膝成90°，成半拱橋形，當挺起軀幹架橋時，膝部稍向兩旁分開，速度由慢而快，每日3～5組，每組10～20次。適應後，訓練量可以遞增。該方法可以鍛鍊腰背部肌力，對腰痛後遺症的防治發揮重要作用，早期就可開始鍛鍊。

2.用掌根自上而下按揉腰部兩側骶棘肌→骶尾部→臀溝→沿坐骨神經走行→足跟，反覆操作6～8分鐘。

3.用兩拇指疊指按壓承扶、殷門、委中、承山、崑崙等穴位，每穴約半分鐘。

4.俯臥，雙手扣住床沿。請家人以兩手握住患者雙足踝部，拉直患者軀幹向下牽引。待患者腰部放鬆後，術者橫搖擺動兩踝部，引兩膝左右旋轉，待患者周身肌肉鬆弛後，握緊足踝突然抖動2～3次。

5.仰臥，屈髖屈膝，自行兩手緊握兩側床沿。請家人兩手用力按壓患者雙膝，使雙側髖膝關節極度屈曲接近腹壁，然後被動環轉腰部，順時針與逆時針各操作3～5次，使腰部在床面滾動。

## 慢性腰肌勞損

慢性腰肌勞損簡稱腰肌勞損，是指腰骶部肌肉、筋膜以及韌帶等軟組織的慢性損傷，導致局部無菌性炎症，從而引起一側或兩側腰臀部瀰漫性疼痛。表現為長期反覆發作的腰背部痠痛、脹痛，腰部僵硬，如負重物，時輕時重，纏綿不癒。充分休息和保暖症狀會有所減輕，勞累或遇陰雨天氣則加重。

【按摩治療】

1.自我按摩：站立，將兩手搓熱後分別放在兩側腰部，上下搓腰10～20次；三指按揉腰眼6～8分鐘，由輕到重，以腰部痠脹發熱為宜。

2.俯臥，請家人用𢶍法或按揉法沿腰部兩側膀胱經由上而下往返施治8～10分鐘，用力由輕到重；再用雙手拇指按揉腎腧、腰陽關、大腸腧、八髎、委中、委陽等穴，各約1分鐘，以痠脹為準。

3.站或臥，自行用手掌或小魚際直擦腰部兩側膀胱經，橫擦腰骶部，以透熱為準；或有節奏地拍擊腰部及下肢膀胱經部2～3分鐘，用力由輕到重，以能忍受為準。

4.自行用點法、壓法、撥法施術於痛點及肌肉痙攣處，反覆操作3～5分鐘，以鬆解黏連、解痙止痛。

## 急性腰肌損傷





急性腰肌損傷俗稱「閃腰」，是指腰部肌肉、筋膜、韌帶、關節囊及滑膜等軟組織的急性損傷，多因姿勢不正確、不協調、過量負重或突然遭受間接外力所致。

【按摩治療】

1.俯臥，請家人用㨰法、按揉法在腰椎兩旁骶棘肌往返治療6～8分鐘。

2.輕柔地拿揉腰背部肌肉，由上而下，拇指點按腎腧、氣海腧、大腸腧等穴及腰椎兩側骶棘肌和壓痛點，每穴約1分鐘。

3.在壓痛點或肌痙攣處施撥法，每處約1分鐘。點按腎腧、氣海腧、大腸腧及壓痛點，撥壓痛點或肌痙攣處可以解痙止痛，鬆解黏連。

4.側臥，請家人施以腰部斜扳法，調節腰椎後關節的紊亂，使錯位的關節復位，嵌頓的滑膜回納。

5.用手掌直擦腰部兩側膀胱經，橫擦腰骶部，以透熱為準；再以掌根或小魚際著力，按揉患者腰骶部肌肉，從上至下，先健側後患側，邊按揉邊移動，反覆操作3～5分鐘。

## 腰椎退變

腰椎退變又稱「肥大性、增生性、老年性脊柱炎，腰椎骨質增生」等，是指發生於中老年的一種腰椎慢性退行性疾病，其中第四、五腰椎的發病例較多，多發生在四十歲以上的體力工作者。表現為腰背部痠痛不適、僵硬，不耐久坐、久站，晨起後症狀較重，活動後減輕，但過度活動或勞累後加重，腰部俯仰活動不利。

【按摩治療】

1.自我按摩：站立位，自己按揉兩側腎腧8～10分鐘，同時做腰後仰動作，用力以痠脹或酸沉為準；掌擦腰部，以透熱為準。

2.俯臥，自行直擦腰骶部督脈及膀胱經，以透熱為準；自上而下用掌根按揉腰椎兩側骶棘肌，反覆施治6～8分鐘。

3.拇指按揉夾脊穴、腎腧、腰陽關、大腸腧、巨髎等穴，拿委中、承山，各約1分鐘，用力以痠脹為準。

4.有臀部及下肢的痠脹、疼痛、麻木者，下肢用㨰法3～5分鐘，並做腰部後伸被動運動。

5.用腰部斜扳法活動腰椎，左右各一次。

## 踝關節扭傷

踝關節扭傷包括踝部韌帶、肌腱、關節囊等軟組織的損傷，但主要是指韌帶的損傷。損傷後局部疼痛、壓痛，活動及行走時疼痛加重。本病發生於任何年齡，以青壯年多見。

【按摩治療】

1.自我按摩：用掌根按揉踝關節及周圍約6分鐘，使局部有熱感；用拇指推揉解溪穴3～5分鐘，使局部有痠脹感；拿捏足內外踝處約3分鐘；用拇指推、揉患部踝關節周圍壓痛點約5分鐘；搖踝關節3～5次；用雙掌夾搓內外踝部約1分鐘。

2.急性踝關節扭傷

①術者用拇指按揉太溪、丘墟、崑崙、三陰交、陽陵泉等，每穴約1分鐘；點按壓痛點3～5分鐘。

②拿捏、按揉患肢小腿內外側遠端3～5分鐘，搖踝關節5～6次。



3.慢性踝關節扭傷

①側臥，傷肢在下。請家人用雙手握住患者傷側小腿下端，固定肢體。術者用雙手相對拿住患足，兩手拇指按住內側傷處，環轉搖晃踝關節後，用力將足外翻位拔伸，然後將足內翻，拇指在傷處反覆按、揉6～8分鐘；

②用拇指按揉損傷處3～5分鐘，搖踝關節5～6次。

## 足跟痛

足跟痛多指跟骨結節周圍由慢性勞損所引起的以疼痛和行走困難為主的病症，常伴有跟骨結節部骨刺形成。足跟有明顯的壓痛點，可伴有足底脹麻感。疼痛得熱則舒，遇冷痛增。四十至六十歲的中老年人及體型肥胖的婦女易患此症。

【按摩治療】

1.自我按摩：自己從患側小腿腓腸肌起，至跟骨底部，自上而下進行揉、捏、推、按6～8分鐘；以拇指在足跟底部痛點按揉2～3分鐘；用手掌將足跟底部及周圍擦熱，使局部產生熱感與輕鬆感。

2.拇指按揉，從小腿腓腸肌起→跟骨基底部→蹠筋膜共約10分鐘，重點按揉三陰交、委中、承山、足三里、太溪、照海、然谷、崑崙等穴位。

3.俯臥，請家人順蹠筋膜方向用掌擦法，擦足跟部，以透熱為準；然後一手握住踝部固定，另一手以掌根叩擊骨刺部位痛點，由輕至重，逐漸加重力道，連續十餘次。

## 類風濕關節炎

類風濕關節炎是一種具有關節炎改變的慢性全身性疾病。病因尚未明，早期有發熱、畏寒、乏力、白血球數增高等症狀，有遊走性的關節疼痛和功能障礙，後期出現關節僵硬和畸形，功能喪失，並有骨和骨骼肌的萎縮。患者以青壯年為多，女性為男性的三倍，兒童和老年人少見。

本病屬中醫「骨痺」之範圍。

【按摩治療】

1.仰臥，請家人按揉風池、肩井、曲池、合谷、手三里、足三里、陽陵泉、環跳、居髎等穴，每穴1～3分鐘，以痠脹為準。

2.俯臥，請家人或自行雙手自下而上推揉督脈、膀胱經約10分鐘。

3.站或坐，請家人從肩至腕，拿上肢內、外側，同時配合各關節各方向的被動活動；捏揉掌指和指間關節，搖腕關節；最後搓抖上肢5次左右。

4.坐位，請家人從髖至踝，拿下肢內、外側，同時配合各關節各方向被動活動；捏足趾和搖踝關節；最後搓拿下肢5次左右。

5.以上各法之後，最好自行活動關節5～10分鐘。

## 強直性脊柱炎

強直性脊柱炎又稱類風濕脊柱炎，特點是其整個脊椎均受累而變為強直、畸形，脊椎活動受限，生理彎曲消失，少部分患者或可波及四肢關節。三十歲以下男性多見。

本病屬於中醫「骨痺」範疇。



【按摩治療】

1.俯臥，請家人在腰背部沿脊柱及兩側，用揉法上下往返治療；肘壓兩側膀胱經及秩邊、環跳、居髎；直擦背部督脈及兩側膀胱經、橫擦骶部，以透熱為準。

2.仰臥，請家人拿大腿內側肌肉，並配合髖的外展、外旋被動活動。

3.坐位，請家人或自行拿風池及頸椎兩側到肩井，並配合頸部各方向的活動。

4.坐位，兩手指交叉抱於後枕部，請家人以膝抵背，再以兩手握其雙肘作擴胸俯仰動作。自己前俯時呼氣，後仰時吸氣，俯仰5～8次。

# 四、兒科常見病症

## 發熱

發熱指患兒的體溫超過了正常範圍（肛溫高於37.5℃），病因可分為感染性與非感染性兩大類，此處僅涉及由上呼吸道感染而引起的某些急性發熱和部分功能性發熱。

這裡需提醒家長們：由於小兒新陳代謝較旺盛，加上體溫調節中樞發育不完善，故其體溫平時會比成年人略高；在正常小兒之間，其體溫也存在一些差異，而且晝夜之間亦有一定的生理波動，下午會比早晨稍高；小兒進食後，哭鬧、活動、衣被過厚、室溫過高等，均可使其體溫暫時升高，這些都屬正常現象，不宜認為是病態。

【按摩治療】

1.家長懷抱著患兒，另一家長坐在一側，清天河水、退六腑、清肺經、運八卦（定位及手法見後文「延伸閱讀：小兒按摩的部位和手法」，各100～200次；揉外勞宮約3～5分鐘。

2.辨證加減：

①外感風寒者：可加開天門、分推坎宮各30～60次；揉按太陽、推三關，各100～200次；拿按風池5次。

②外感風熱者：可加推四橫紋、分推坎宮各30～60次；直

推攢竹、揉按太陽100～200次。

③肺胃實熱者：可加清胃經（拇指掌面近掌端一節指面）、揉按足三里、中脘和中樞，各100～200次；逆時針摩按肚臍3～5分鐘。

④陰虛內熱者；可加補肺經、補脾經、補腎經、清心經、清肝經、按揉足三里各100～200次；運內勞宮3～5分鐘。

注意：小兒發熱時，須詳細檢查以明確診斷，以免延誤病情。

## 上呼吸道感染

上呼吸道感染簡稱「上感」，是小兒最常罹患的疾病，一年四季均有發生，以秋冬之交和冬春之交多見。典型的症狀有發熱、惡寒、鼻塞、頭痛、噴嚏、流涕等，以及局部炎症的改變情況。

【按摩治療】

1.家長懷抱著患兒，另一家長坐在一側，從下往上直推攢竹、按揉太陽各50～100次；分推坎宮、按揉迎香各30～50次；清天河水、推三關各100～200次。

2.家長懷抱著患兒，另一家長坐在一側，揉風池、風府、風門、肺腧，每穴各3～5分鐘；拿風池、拿肩井各30～60次。

3.辨證加減：

①風熱感冒者：可加退六腑、清肺經、按揉大椎各100～200次；若熱甚再加拿曲池30次，推湧泉100～200次，直推脊柱100～200次。

②風寒感冒者：可加推三關、揉外勞宮100～200次；按揉合谷30～50次。

③咳嗽痰多者：可加分推肩胛骨、分推膻中各100～200

次。

## 支氣管炎

小兒急性氣管炎起病急，伴惡寒發熱等上呼吸道感染症狀，但以咳嗽為主症。慢性支氣管炎有上呼吸道反覆感染史，主症為長期反覆發作性咳嗽，或連續咳嗽三個月以上。

【按摩治療】

1.家長懷抱著患兒，另一家長坐在一側，分推膻中3～5分鐘；接著清肺經、補肺經各100～200次；按揉天樞、足三里、豐隆，各2～3分鐘。

2.家長懷抱著患兒，另一家長坐在一側，輕輕按揉定喘、風門、肺腧，各2～3分鐘；再分推肩胛骨100次；掌擦患兒背部，以溫熱為準。

3.辨證加減：

①風寒型：可加開天門、推坎宮、推太陽各30～60次；推三關、退六腑、揉外勞宮各100～200次；最後分別拿合谷和風池各10次。

②風熱型：可加推三關、退六腑、清肺經、推天柱100～200次。

③內傷型：可加補脾經、補腎經、揉中脘各100～200次；按揉丹田、脾腧、胃腧、腎腧各30～60次。

注意：若初始症狀為咳嗽，應認真查找引起咳嗽的真正原因，以免延誤病情。

## 支氣管哮喘

小兒支氣管哮喘多是因過敏因素引起，以四歲以上的小兒多見，一年四季都可發病，但以春秋季節、氣候驟變時更易發作，常反覆發作，以夜間和清晨居多。以反覆發作氣急，伴哮鳴、咳痰為特點。發病突然，初為鼻癢、噴嚏、咳嗽加劇，泡沫痰，然後迅速發展為呼吸困難，哮鳴或發紺。

【按摩治療】

1.家長懷抱著患兒，另一家長坐在一側，分推坎宮、推太陽50～100次；揉按天突、膻中各100～200次；清肺經、運八卦、補脾經、揉板門各200～300次；掐、按、揉、拿承山穴各30～50次。

2.家長懷抱著患兒，另一家長坐在一側，按揉大椎、定喘、雙側肺腧各100～200次；拿肩井10～30次；分推肩胛骨100～200次；橫擦背部肺腧穴區，以溫熱為準。

3.辨證加減：

①寒喘者，可加推三關100～200次；按揉風池、橫擦胸、擦脊柱及兩側各1～3分鐘。

②熱喘者，可加揉按豐隆各3～5分鐘；分推膻中、推天柱穴各3～5分鐘。

③腎虛喘者，可加補腎經，補肺經、按揉脾腧、胃腧、腎腧、足三里各100～200次；摩中脘3～5分鐘，揉丹田5分鐘。





## 嘔吐

本節主要介紹部分胃腸功能紊亂、餵養不當而致的小兒嘔吐，其餘均不屬於所述的範圍。對於某些小兒，由於哺乳方法不當（如吃奶過量）或吸奶時吞入少量空氣，乳液常會從口角少量流出即「溢乳」，這種現象不屬於病態。

【按摩治療】

1.家長懷抱著患兒，另一家長坐在一側，直推膻中1～3分鐘；拇指摩腹3～5分鐘，揉中脘、板門、足三里各100～200次；沿肋弓分推腹陰陽1～3分鐘。

2.家長懷抱著患兒，另一家長坐在一側，按揉雙側的脾腧、胃腧，每對穴100～200次。

3.辨證加減：

①寒吐者：可加補脾經、推三關、輕揉外勞宮各100～200次。

②熱吐者：可加清脾經100～200次；掐十王各3～5次。

③傷食吐者：可加清脾經、補脾經、運外八卦各100～200次；推下七節骨100次。

## 嬰幼兒腹瀉

嬰幼兒腹瀉，又稱消化不良，是脾胃功能失調而致的一種胃腸道紊亂綜合症。以大便次數增多，便下稀薄，或如水樣，或兼有未消化的乳食、殘渣及黏液等為特徵。多發生於兩歲以下的嬰幼兒。引起腹瀉的原因很多，此處僅敘述由胃腸消化功能紊亂而致的腹瀉。





【按摩治療】

1.家長懷抱著患兒，另一家長坐在一側，推脾經、推大腸各100～200次；掌揉患兒臍周圍3～5分鐘；按揉足三里3～5分鐘；揉龜尾200～300次；直推七節骨100～200次；再捏脊5

次。

2.辨證加減：

①寒濕瀉者：可加推三關、補脾經、揉按外勞宮各100～200次。

②濕熱瀉者：可加清脾經100～300次；同時按揉雙側天樞100～200次。高熱者，加推脊100～200次。

③傷食瀉者：可加清大腸、揉板門、按揉天樞各100～200次。

④脾虛瀉者：可加補脾經、推三關、揉板門各100～200次；按揉脾腧、胃腧各1～3分鐘。

## 便祕

臨床上以小兒大便乾燥、堅硬、量少，呈栗子狀或排便艱難為主症。需提醒的是，由於小兒個體習慣與體質不同，其排便次數差異亦較大，對排便時間間隔稍長，但大便不堅硬，排便無困難者，不宜當作便祕。

【按摩治療】

1.家長懷抱著患兒，另一家長坐在一側，順時針方向摩腹5分鐘，推中脘3分鐘；輕輕按揉天樞、足三里各100～200次。

2.家長懷抱著患兒，另一家長坐在一側，推雙側大腸腧3～5分鐘；自上而下地推七節骨、揉龜尾穴各100～200次。

3.辨證加減：

①實祕者：可加清脾經、揉板門、補脾經各100～200次。

②虛祕者：可加推三關、補脾經、補腎經、揉腎腧各100～200次；捏脊4～6次。

## 遺尿症

遺尿症是指三歲以上的小兒經常在睡眠中不自覺排尿，以男性小兒多見。原因一是因發育不成熟及睡眠過深不易醒覺，此外，身體虛弱、居住環境改變、白天過度疲勞和興奮等，也可能使小兒出現遺尿症狀。

需要提醒的是，對於三歲以下的小兒，由於腦髓未充，正常的排尿習慣尚未養成，以及年長兒童因貪玩少睡、精神過度疲勞、睡前多飲等，偶而會出現尿床，這種情況則不屬病態。

【按摩治療】

1.家長懷抱著患兒，另一家長坐在一側，輕揉丹田、肝腧、腎腧、命門、龜尾、三陰交各100～200次；捏脊5～7次；橫擦腰骶部1分鐘，以溫熱為準。

2.辨證加減：

①腎虛者：可加推腎經、推三關100～200次；按揉湧泉3～5分鐘。

②脾肺虛者：可加推脾經、推肺經、推三關、按百會、揉外勞宮各100～200次。

③濕熱者；可加清肝經、清小腸、按揉太沖各100～200次。

## 夜啼



凡是小兒白天如常，入夜無明顯誘因而哭鬧不止，或每夜定時啼哭，甚則通宵達旦者，稱為夜啼，民間俗稱「哭夜郎」。

本病常見於初生嬰兒，啼哭往往就是他們表達某種意願的信號；但要提醒的是，因饑餓、悶熱、蟲咬、尿布浸濕、包紮過緊等，或因發熱、腹痛等不適所引起的啼哭，則不屬於本病的範圍。

【按摩治療】

1.家長懷抱著患兒，另一家長坐在一側，開天門、分手部陰陽，50～100次；再清心經、補腎經、揉內勞宮、揉上馬各100～200次。

2.家長抱住患兒，患兒背部朝向另一家長，按揉百會100～200次；揉耳後高骨50～100次；按揉心腧、肝腧，脾腧等，每穴100～200次。

3.辨證加減：

①脾寒者：可加補脾經、推上三關100～200次；揉外勞宮、按揉脾腧、足三里各50～100次；摩腹5～7分鐘。

②心熱者：可加清心經，各100～200次。

③驚恐者：可分別加掐肝經、掐心經各50～100次。

④食積者：可加清脾經、揉板門、運內八卦、推下七節骨各100～200次。

## 延伸閱讀　小兒按摩的部位和手法

小兒因為氣血未充且皮膚嬌嫩，對其按摩的部位和手法很多與成人不同。下面簡要介紹一下小兒按摩部位和手法。

### 開天門

天門是指兩眉中間（眉心）到前髮際的一條直線，用兩手拇指指腹交替至下而上直推，稱「開天門」。

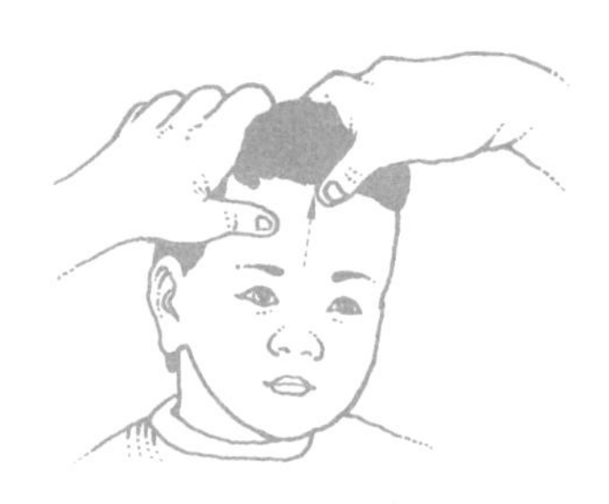

圖41　開天門

### 推坎宮

眉心沿眉間、眉梢成一橫線，即為坎宮，用兩手拇指指腹從眉心而向眉梢分推，稱「推坎宮」。

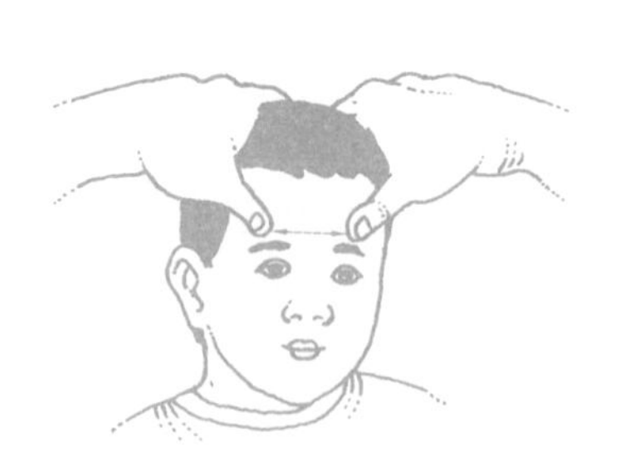

圖42　推坎宮

## 推三關

前臂橈側，從腕橫紋到肘橫紋成一直線，即為三關。用一手拇指或食、中兩指至腕而向肘的方向推，稱「推三關」。

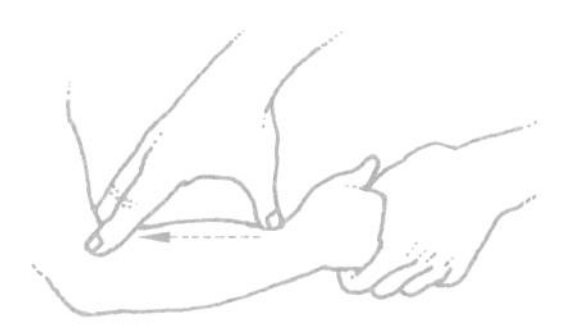

圖43　推三關

## 推天河水

前臂掌側正中，從腕橫紋到肘橫紋成一直線，即為天河水。用一手食、中兩指至腕而向肘的方向推，稱「推天河水」，由腕向肘推為「補」，反方向則為「清天河水」。

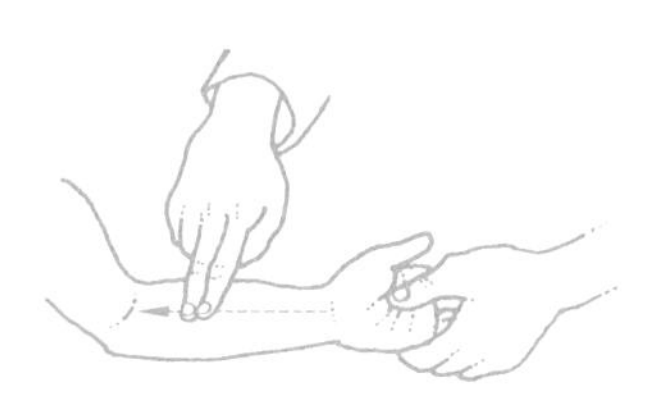

圖44　推天河水

## 退六腑

前臂尺側，從腕橫紋到肘橫紋成一直線，即為天河水。用一手拇指或食、中兩指至肘而向腕的方向推，稱「退六腑」。

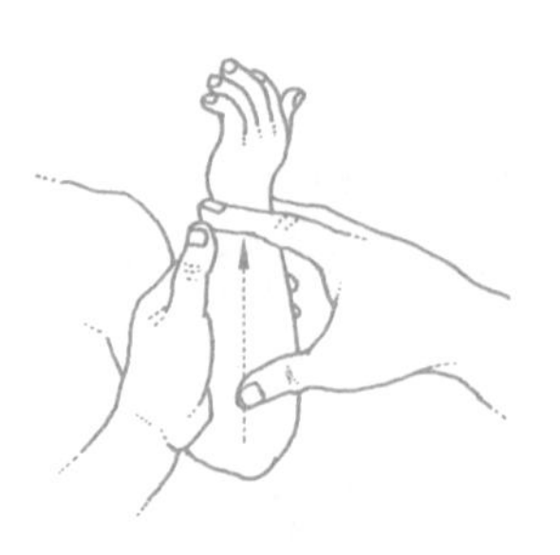

圖45　退六腑

## 補（清）脾土

拇指指腹為脾土，用拇指指腹直推即為「推脾土」。由指尖向指根推為「補」，反方向則為「清」。

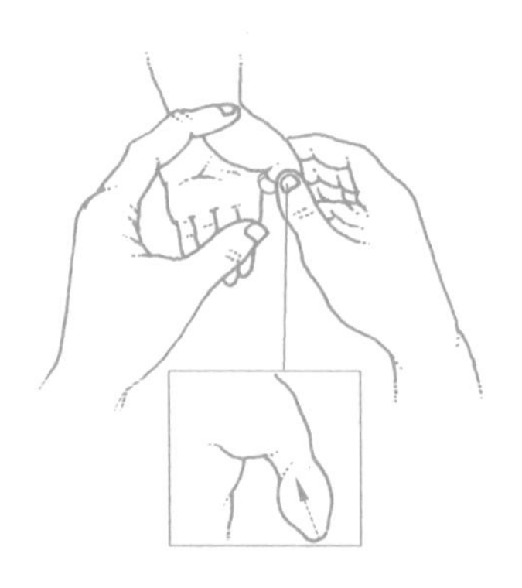

圖46　推脾土

補（清）肝木、心火、肺金、腎水、大腸

肝木為食指指腹，心火為中指指腹、肺金為無名指指腹，腎水為小指指腹，大腸為食指橈側緣指尖到指根。操作同「補（清）脾土」。

## 運八卦

在手掌心內勞宮四周，共有八穴。從第一穴用拇指按摩至第八穴稱順運八卦，反之為逆運八卦。

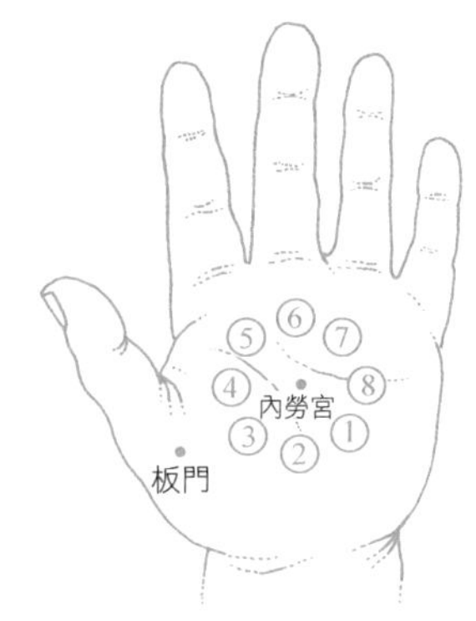


①乾 ②坎 ③艮 ④震 ⑤巽 ⑥離 ⑦坤 ⑧兌

**圖47 掌八卦**

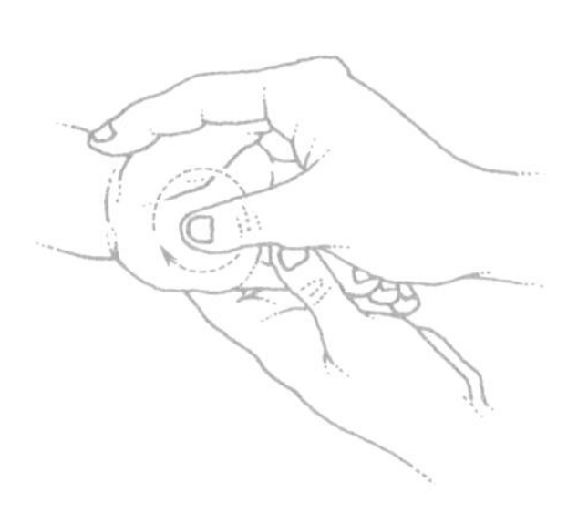

**圖48 運八卦**

## 推七節骨

小兒俯臥，從第四腰椎到尾椎骨端一直線，即為七節骨。用一手拇指或食、中兩指從尾椎而向腰的方向上推，稱「推上七節骨」；方向相反，為「推下七節骨」。

# 五、其他常見病症

## 牙痛

老話說：「牙痛不是病，痛起來真要命」，無論是牙體或牙齒周圍的病變均可引起該證。本身並不獨立成病，如齲齒、急性牙髓炎、牙周炎等均可以牙痛為主訴而就診。

【按摩治療】

1.自我按摩：拇指按揉手全息穴牙痛點（即是在手掌第三、第四掌骨之間，距掌橫紋1寸處），中指置於手背相對應的位置，按揉30～60次。一般左側牙痛按揉右手，右側牙痛按揉左手，也可兩側都按揉施治。

2.坐或蹲，用拇食指相對按揉左右足後跟處的太溪穴30～60次，如牙齒疼痛嚴重，次數可以適當增加。

3.用力點按、按揉內庭、太溪、行間、太沖等穴，以重刺激為主，治療時間約3分鐘。

4.按揉面部的下關、頰車及手部的合谷等穴，壓力由輕至重，治療時間約5分鐘。

## 暈車、暈船

有些人在乘坐車、船、飛機等交通工具時，會因其不規律的顛簸而發生頭暈、噁心，甚至嘔吐等反應，甚至有因身體素質較差而暈厥者。

【按摩治療】

1.自行用拇指端指甲掐人中穴1～2分鐘。

2.自行或請家人、同行者用拇指推揉患者上肢的左右內關、神門穴，腹部的關元穴，各1～2分鐘。

3.自行或請家人、同行者用拇指按揉其下肢的左右足三里、拿左右太溪穴，各1～2分鐘。

## 昏厥

昏厥，是一種突發性、短暫性的意識喪失，表現為患者在短時間內失去知覺、摔倒、面色蒼白、四肢發冷等，一般能在短時間內自然恢復。產生的原因包括心情悲痛、精神緊張、創傷、劇痛、悶熱、疲勞、大出血、心臟疾患等。

【按摩治療】

1.先讓患者平躺，取頭低腳高姿勢的臥位，解開衣領和腰帶，由家人用拇指指甲掐患者人中穴和中指指端的中沖穴，直到患者甦醒。

2.採坐或臥位，拿患者左右合谷穴和足部太沖穴。

3.仰臥，家人用掌根推揉其腹部的關元穴，順、逆時針方向各3～5分鐘，使腹部有溫熱舒適感。

## 中暑

俗稱發痧，是長時間在高溫和較強熱輻射的作用下，機體發生體溫調節障礙，水、電解質代謝紊亂及神經系統功能損害的症狀。中暑早期，會出現頭痛、頭暈、口渴、多汗、四肢無力、注意力不集中、動作不協調等症狀，體溫正常或略有升高。

重度中暑是其中情況最嚴重的一種，患者會突然出現肌肉的陣發性痙攣、劇烈頭痛、噁心嘔吐、躁動不安、神志模糊、脈搏細速、血壓下降，逐漸向昏迷伴四肢抽搐發展；嚴重者可產生腦水腫、肺水腫、心力衰竭等症狀，如不及時救治將會危急生命。

【按摩治療】

1.把患者移至陰涼處，術者用拇指指甲掐患者人中穴和中指指端的中沖穴，直到患者甦醒。

2.按揉左右曲池、合谷、中沖、足三里、內庭穴，各2～3分鐘，以痠脹為準。

3.仰臥，術者隨著患者呼吸起伏按揉其腹部中脘、氣海穴，各2～3分鐘。

## 近視

近視眼是指眼睛視近處物體尚可，視遠處目標則感費力且視物模糊不清的症狀。



【按摩治療】

1.自我按摩：自己做按揉睛明、四白、承泣、太陽及輪刮眼眶等眼睛保健操，每次10～15分鐘，每日2～3次。

2.仰臥，雙目微閉，自己或家人慢慢地用拇指推法從右側太陽穴→右側陽白穴→印堂→左側陽白穴→左側太陽穴。然後再從左到右進行，各重複5～6遍。

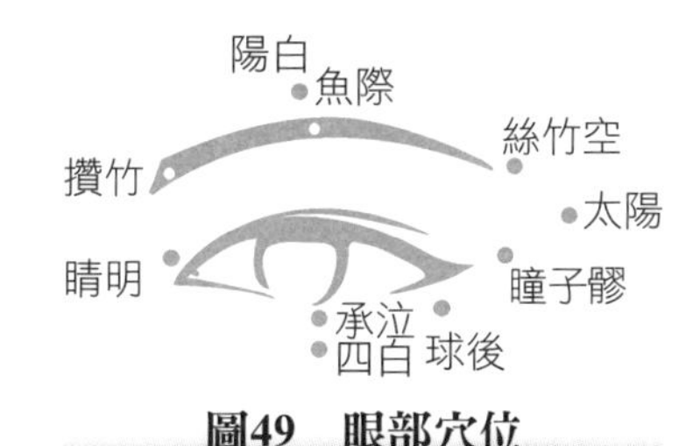

圖49　眼部穴位

3.自己用雙手拇指或中指端輕揉雙側睛明、攢竹、魚腰、絲竹空、太陽穴及養老、光明穴等，每穴1～2分鐘。

4.辨證加減：

①肝腎虧虛者：加按揉風池、肝腧、腎腧、命門各1～2分鐘。

②脾胃虛弱者：加按揉脾腧、胃腧、中脘、足三里、三陰交各1～2分鐘。

③心氣不足者：加按揉心腧、膈腧、神門、內關各1～2分鐘。

## 老花眼

老花眼又稱老視，是人體功能老化的一種現象，多見於四十歲以上。因為晶狀體硬化，彈性減弱，睫狀肌收縮能力降低而導致調節能力減退，近點遠移，故發生近距離視物困難。

【按摩治療】

1.取坐位或站立位，在承泣、睛明、太陽、四白穴，用拇指按揉2分鐘。

2.閉眼，兩手掌擦熱放在兩眼上，輕輕捂1分鐘（角膜潰瘍者禁揉）。再用雙手的中指指腹，自攢竹穴始至絲竹空穴上抹雙側眉弓2分鐘。

3.坐位，用手掌指關節抵住一側足三里穴，按揉2分鐘，至局部痠痛後，再換另一側。

4.用雙手拇指按摩耳根20次，雙手拇指和食指捏住耳垂往下拉20次。



## 斜視

斜視是指兩眼的視線有偏斜，視物時不能同時指向同一目標，以致外界的物象不能落在兩眼視網膜對應點上，表現為一眼向前直視，另一眼斜向一側的異態。

【按摩治療】

1.自我按摩：自己用拇指按揉睛明、魚腰、球後、瞳子髎、絲竹空等穴，每穴2～3分鐘，每日1～2次。

2.仰臥，雙目微閉。自己或家人用拇指推法從右太陽穴→右頭維→前髮際→左頭維→左太陽穴。然後從左到右進行，各重複5～6遍。

3.用拇指端按揉睛明、瞳子髎、絲竹空、球後穴、魚腰穴，每穴1～2分鐘。

4.自行用拇指推法從左睛明→上眼眶→目外眥→下眼眶→目內眥→右睛明穴→上眼眶→目外眥→下眼眶→目內眥→左睛明穴，如此橫「8」字形環推，往返操作3～4遍。

5.俯臥，請家人拿風池穴，按揉肝腧、脾腧、腎腧各約1分鐘。



## 眼瞼下垂

眼瞼下垂是由於提上瞼肌功能不全或喪失，以致上眼瞼不能提起或提起不全，致使下垂的上眼瞼擋住部分或全部瞳孔，而發生視力障礙。

【按摩治療】

先天性眼瞼下垂者，治以補腎健脾；後天性眼瞼下垂者，治以益氣升陽；癔病性下垂者，治以疏肝解鬱。

1.自我按摩：可用中指指端按揉雙側睛明、陽白、魚腰、太陽，每穴2～3分鐘；再用拇指指端按揉雙側足三里穴，每側3～5分鐘。

2.仰臥，雙目微閉。請家人或自行用拇指推法從印堂→睛明→上眼眶→攢竹→魚腰→絲竹空→太陽穴→瞳子髎→下眼眶→睛明穴，反覆操作5～6遍。然後點按睛明、陽白、魚腰、太陽、百會等穴，每穴1～2分鐘。

3.俯臥。請家人按揉完骨、翳風、大椎等穴各1～2分鐘；然後拿風池、肩井各1分鐘左右，並沿頸椎兩側向下至大椎兩側，往返操作3分鐘左右；再在兩肩及頸部施滾法約3分鐘。

4.辨證加減：

①先天性上眼瞼下垂：擦腰背部雙側脾腧、胃腧、腎腧、命門，以透熱為準；按揉足底部湧泉2～3分鐘。

②後天性上眼瞼下垂：摩腹部中脘、氣海、關元，時間5～10分鐘；按揉雙側脾腧、胃腧和足三里，每穴3～5分鐘；擦背部督脈、骶部八髎，以透熱為準。

③癔病性上眼瞼下垂：拇指按揉雙側神門、肝腧、膽腧、章門、期門，每穴1～2分鐘；搓兩側脇肋部，以透熱為準。

## 溢淚症

溢淚症是指淚液不能控制地溢出眼外，多由淚道系統發生障礙，如淚小管、鼻淚管等狹窄或阻塞所致，也可由淚點、淚囊等功能不全以及炎症引起。中醫學有「迎風流淚」、「淚出」等名稱。

溢淚症分為冷淚與熱淚。冷淚是指眼睛不發紅，經常流淚，迎風時更甚，眼淚清稀；熱淚是指眼睛紅腫疼痛，怕見光，眼淚黏濁，多與其他眼病併發。



【按摩治療】

1.屬冷淚者，仰臥，請家人點按睛明、攢竹穴，每穴約2分鐘；掐頭臨泣穴30～60次，然後按揉2分鐘；然後換俯臥位，請家人或自行按揉肝腧、腎腧各2分鐘左右，再拿風池穴3分鐘左右。

2.屬熱淚者，可自行或由家人按揉睛明、攢竹、陽白，各30～60次；再按揉手部合谷、足背部太沖等穴，每穴約2分鐘。

## 慢性扁桃腺炎

慢性扁桃腺炎多由急性扁桃腺炎反覆發作或因扁桃腺隱窩引流不暢，其內細菌滋生繁殖而演變為慢性炎症。表現為咽部發乾、發癢、疼痛，咽部有異物感，且伴刺激性咳嗽，易感冒、易疲倦、低熱、頭痛、四肢乏力。本病屬中醫學「乳蛾」範疇。

【按摩治療】

1.自我按摩：用一手虎口輕輕卡住頸部，用拇指、食指的指腹著力上下推擦頸部約5分鐘；用中指按揉天突、人迎等穴，每穴3～5分鐘，早晚各1次。



2.坐位，全身放鬆，由家人用拇指推雙側風池2～3分鐘；拿雙側肩井10～20次。

3.自行或請家人用拇指輕輕按揉風府、天突、雙側人迎各

1～2分鐘。

4.自行或請家人點按雙側曲池、尺澤、合谷，每穴1～2分鐘；用一手拇、食兩指指腹輕揉喉結周圍2～3分鐘。

## 咽喉炎

分急慢性咽炎和急慢性喉炎，統稱為咽喉炎。多因扁桃腺炎、鼻腔感染、菸酒過度、用嗓過多、長期接觸有害氣體或粉塵等引起。症見咽喉乾澀疼痛、紅腫音啞、喉癢有異物感、乾咳痰少，或伴有發熱頭痛、鼻塞口渴、全身不適、神疲乏力等症。

中醫學謂之「喉痺」、「喉風」。

【按摩治療】

1.自我按摩：用拇指指甲和食指掐壓對側手少商穴（手拇指橈側指甲旁約0.1寸處）30～60次。

1.由家人用點、按、揉法施於大椎、風池，使患者有疼痛難忍的感覺。

2.請家人或自行按揉曲池、外關、合谷、少澤、魚際、少商、天突、內庭等穴位，每穴1～2分鐘，壓力由輕至重。

## 聲音嘶啞

中醫學稱之為「失音」或「喉喑」。是指發聲時失去正常的圓潤、清亮音質的一種症狀。常見於喉炎、聲帶麻痺、喉部腫瘤等病。

【按摩治療】

1.自我按摩：自己用中指揉人迎、阿是穴，每穴3～5分鐘；再用虎口部推擦頸部，以透熱為準，每日2～3次。

2.頭稍後仰，由家人一手扶其頭，另一手拇指和中指分別按揉兩側的天容穴（在下頷角後方，胸鎖乳突肌前緣後凹陷處）30～60次。

3.急性期：用拇指平推風池、大椎、大杼、風門、肺腧，每穴1～2分鐘；再推中府、雲門、膻中，按揉人迎、阿是穴、風府、曲池、肺腧，每穴各2～3分鐘；最後拿肩井、合谷各10～15次。

4.慢性期：用拇指平推腎腧、氣海腧、關元腧，每穴3～5分鐘，再施擦法擦至溫熱；以拇指平推氣海、關元，按揉人迎、阿是穴，每穴各3～5分鐘。

## 鼻竇炎

鼻竇炎以鼻流濁涕，量多不止為主要特徵。臨床上常伴有頭痛、鼻塞、嗅覺減退等症狀。好發於小兒和青年，且以春、夏兩季為多。

中醫學稱之為「鼻淵」。

【按摩治療】

1.坐或仰臥，由家人用拇指推法從睛明穴→沿鼻旁→迎香穴，反覆治療約2分鐘，壓力由輕至重，使面部肌膚微紅；然後按揉面部的迎香、印堂、太陽，壓力以揉為主；加上上肢部的合谷、曲池，頸項部的風池及下肢的足三里、太沖等穴均以刺激較強的治療為主，每次治療直到鼻部通氣為止。

2.坐位，自行或請家人幫忙按揉頭面頸部的百會、上星、通天、迎香、風池等穴位，每穴操作1～2分鐘，交替反覆操作，以按揉合谷穴結束治療。

## 慢性單純性鼻炎

慢性單純性鼻炎是鼻黏膜的一種慢性炎症。以間歇性、交替性鼻塞為主症，有遇到輕微鼻腔刺激或精神緊張即加重的特點。

【按摩治療】

1.自我按摩：按揉迎香、睛明、攢竹、口禾髎、太陽，每穴各1～2分鐘；然後用食指外側直擦鼻柱，透熱為準。每日1～2次。

2.坐位，由家人用拇指推百會→上星→神庭，往返5～8遍；再沿百會→印堂→攢竹→太陽→迎香→口禾髎，往返治療5～8遍；

3.自行或請家人幫忙按揉百會、印堂、太陽、攢竹、風府、迎香、曲池，每穴1～2分鐘；

4.拿風池、合谷、列缺、肩井各1～2分鐘；

5.擦風門、肺腧，以透熱為準。

# 附錄

# 各經絡穴位定位及主治表

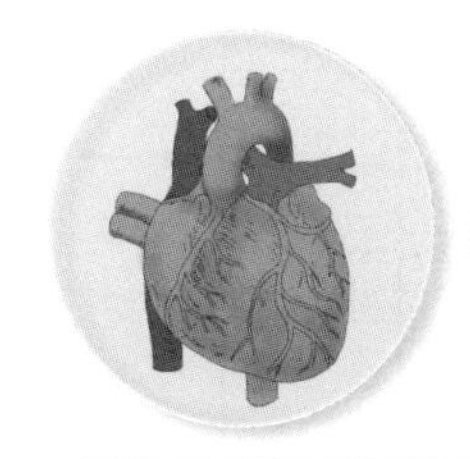
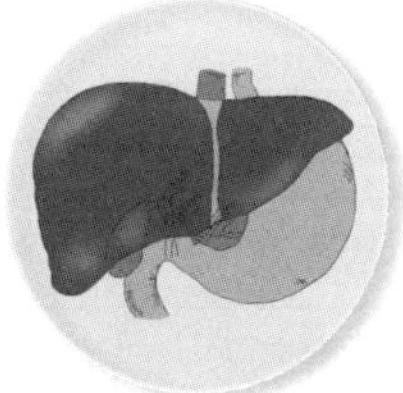
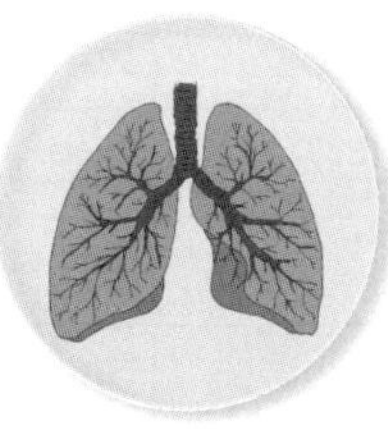
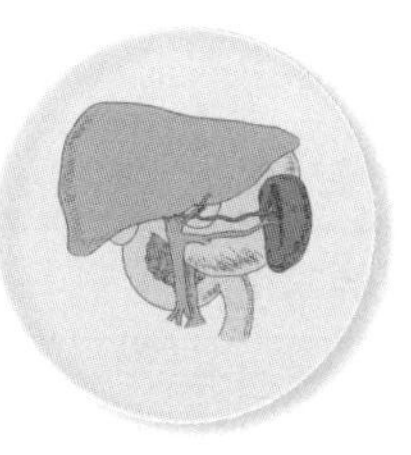
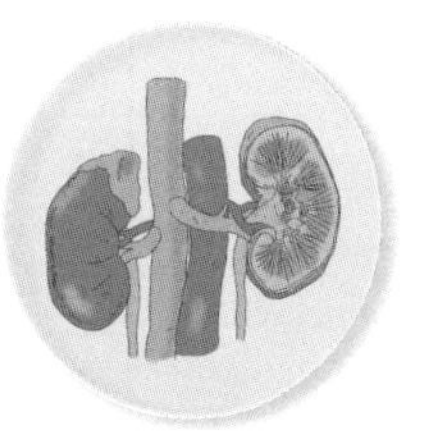

## 附表1　手太陰肺經穴位表（11穴）

| 穴名 | 定位 | 主治 | 提要 |
|---|---|---|---|
| 中府 | 前正中線旁開6寸，平第一肋間隙處 | 肺炎、支氣管炎、哮喘、肺結核 | 肺、胸部病症 |
| 雲門 | 鎖骨外端下方凹陷中，胸正中線旁開6寸 | 咳嗽、哮喘、胸痛 | |
| 天府 | 肱二頭肌橈側緣，尺澤上6寸 | 哮喘、鼻衄 | |
| 俠白 | 上臂前外側，肱二頭肌橈側緣，肘橫紋上5寸 | 咳嗽、氣短、胸痛 | |
| 尺澤 | 見常用穴 | 咳嗽、哮喘 | |
| 孔最 | 見常用穴 | 咯血、胸痛、咳嗽、哮喘 | |
| 列缺 | 見常用穴 | 見常用穴 | |
| 經渠 | 前臂掌側，腕橫紋上1寸，橈動脈搏動處 | 咳嗽、哮喘、咽喉痛、手腕痛、胸痛 | |
| 太淵 | 見常用穴 | 見常用穴 | |
| 魚際 | 見常用穴 | 發熱 | |
| 少商 | 見常見穴 | 咽喉腫痛、呼吸衰弱 | |

## 附表2　手陽明大腸經穴位表（20穴）

| 穴名 | 定位 | 主治 | 提要 |
|---|---|---|---|
| 商陽 | 見常用穴 | 見常用穴 | 頭面、五官病症 |
| 二間 | 食指橈側，指關節前凹陷中 | 鼻衄、牙痛 | |
| 三間 | 見常用穴 | 眼、牙、咽喉痛、三叉神經痛 | |
| 合谷 | 見常用穴 | 頭痛、眼、鼻咽喉，口齒病症 | |

（續表）

| 穴名 | 定位 | 主治 | 提要 |
|---|---|---|---|
| 陽溪 | 見常用穴 | 見常用穴 | 頭面、五官及上肢部病症 |
| 偏歷 | 在陽溪與曲池穴的連線上，陽溪穴上3寸 | 見常用穴 | 頭面、五官及上肢部病症 |
| 溫溜 | 前臂背面橈側，陽溪與曲池穴連線上，陽溪穴上5寸 | 見常用穴 | 頭面、五官及上肢部病症 |
| 下廉 | 前臂背面橈側，陽溪與曲池穴連線上，曲池穴下4寸 | 腹痛 | 頭面、五官及上肢部病症 |
| 上廉 | 前臂背面橈側，陽溪與曲池穴連線上，曲池穴下3寸 | 腹痛 | 頭面、五官及上肢部病症 |
| 手三里 | 見常用穴 | 見常用穴 | 肩臂部病症 |
| 曲池 | 見常用穴 | 見常用穴 | 肩臂部病症 |
| 肘髎 | 曲池穴外上方1寸，當肱骨邊緣處 | 見常用穴 | 肩臂部病症 |
| 手五里 | 見常用穴 | 見常用穴 | 肩臂部病症 |
| 臂臑 | 見常用穴 | 見常用穴 | 肩臂部病症 |
| 肩髃 | 見常用穴 | 見常用穴 | 肩臂部病症 |
| 巨骨 | 鎖骨端與肩胛岡之間凹陷處 | 吐血、頸淋巴結核 | 肩臂部病症 |
| 天鼎 | 胸鎖乳突肌的後緣，當扶突穴下1寸許 | 咽喉腫痛、扁桃腺炎 | 頸部病症 |
| 扶突 | 見常用穴 | 咽喉腫痛、扁桃腺炎 | 頸部病症 |
| 口禾髎 | 水溝穴旁開0.5寸，當鼻孔外緣直下 | 鼻塞、鼻衄 | |
| 迎香 | 見常用穴 | 鼻塞、鼻衄 | |

## 附表3　足陽明胃經穴位表（45穴）

| 穴名 | 定位 | 主治 | 提要 |
| --- | --- | --- | --- |
| 承泣 | 眼正視，瞳孔直下，眶下緣與眼球之間 | 近視、結膜炎、白內障、視神經萎縮等眼病 | 頭面部病症 |
| 四白 | 見常用穴 | 見常用穴 | |
| 巨髎 | 目正視，瞳孔直下，與鼻翼下緣齊平。 | 面癱、鼻衄、三叉神經痛 | |
| 地倉 | 見常用穴 | 面癱 | |
| 大迎 | 見常用穴 | 三叉神經痛、牙痛 | |
| 頰車 | 見常用穴 | 見常用穴 | |
| 下關 | 見常用穴 | 牙痛、下頷關節炎、耳聾 | |
| 頭維 | 見常用穴 | 見常用穴 | |
| 人迎 | 喉結旁開1.5寸，頸動脈搏動處 | 高血壓、咽喉腫痛、哮喘 | 頸部，胸肺部病症 |
| 水突 | 在人迎與氣舍之連線的中點 | | |
| 氣舍 | 人迎穴直下鎖骨上緣 | | |
| 缺盆 | 鎖骨上窩中央，直對乳頭 | | |
| 氣戶 | 胸正中線旁開4寸，第一肋骨上緣 | | |
| 庫房 | 胸正中線旁開4寸，第一肋間隙 | | |
| 屋翳 | 見常用穴 | | |
| 膺窗 | 胸正中線旁開4寸，第三肋間隙 | | |
| 乳中 | 乳頭中央 | | |
| 乳根 | 胸正中線旁開4寸，第五肋間 | 乳腺炎、乳汁不足 | |

（續表）

| 穴名 | 定位 | 主治 | 提要 |
| --- | --- | --- | --- |
| 不容 | 臍上6寸，胸正中線旁開2寸 | 胃炎、胃痛、胃擴張 | 胃、腸道病症 |
| 承滿 | 臍上5寸，胸正中線旁開2寸 | | |
| 梁門 | 臍上4寸，胸正中線旁開2寸 | 潰瘍、急慢性胃炎 | |
| 關門 | 臍上3寸，胸正中線旁開2寸 | | |
| 太乙 | 臍上2寸，胸正中線旁開2寸 | | |
| 滑肉門 | 臍上1寸，胸正中線旁開2寸 | | |
| 天樞 | 見常用穴 | 見常用穴 | |
| 外陵 | 天樞下1寸 | 痛經 | |
| 大巨 | 天樞下2寸 | 腹痛、痢疾 | 生殖、泌尿系統病症 |
| 水道 | 關元旁開2寸 | | |
| 歸來 | 中極旁開2寸 | | |
| 氣沖 | 臍下5寸，曲舟穴旁開2寸 | | |
| 髀關 | 髂前上棘與髕骨外緣的連線上，平腹股溝處 | | 大腿及膝關節病症 |
| 伏兔 | 髕骨外上緣上6寸處 | | |
| 陰市 | 髕骨外上緣上3寸 | | |
| 梁丘 | 見常用穴 | 胃痛 | |
| 犢鼻 | 見常用穴 | 見常用穴 | |

（續表）

| 穴名 | 定位 | 主治 | 提要 |
| --- | --- | --- | --- |
| 足三里 | 見常用穴 | 見常用穴 | 胃、腸道病症、下肢前方病症 |
| 上巨虛 | 見常用穴 | 腸道病症 | |
| 條口 | 上巨虛下2寸 | 肩關節周圍炎 | |
| 下巨虛 | 見常用穴 | 肋間神經痛 | |
| 豐隆 | 見常用穴 | 見常用穴 | |
| 解溪 | 見常用穴 | 見常用穴 | 踝關節及足背部病症 |
| 沖陽 | 解溪下1.5寸，足背最高處 | | |
| 陷谷 | 第二、第三蹠骨結合部前方凹陷處 | | |
| 內庭 | 見常用穴 | 見常用穴 | |
| 厲兌 | 見常用穴 | 肝炎、消化不良、鼻衄 | |

## 附表4　足太陰脾經穴位表（21穴）

| 穴名 | 定位 | 主治 | 提要 |
| --- | --- | --- | --- |
| 隱白 | 見常用穴 | 驚風、多夢、癔病 | 胃腸病症 |
| 大都 | 足拇趾內側，第一蹠趾骨關節前緣，赤白肉際處 | 月經過多、癔病 | |
| 太白 | 見常用穴 | 腹痛，腹瀉 | |
| 公孫 | 見常用穴 | | |
| 商丘 | 足內踝前下方凹陷處 | | |

（續表）

| 穴名 | 定位 | 主治 | 提要 |
| --- | --- | --- | --- |
| 三陰交 | 見常用穴 | 月經不調、痛經、遺精、陽痿 | 生殖、泌尿系統病症 |
| 漏谷 | 三陰交穴上3寸 | | |
| 地機 | 見常用穴 | | |
| 陰陵泉 | 見常用穴 | 尿道感染、尿瀦留、月經不調、蕁麻疹 | 尿瀦留、遺尿 |
| 血海 | 見常用穴 | | |
| 箕門 | 髕骨內緣直上8寸 | | |
| 沖門 | 恥骨聯合上緣中點旁開3.5寸 | | |
| 府舍 | 沖門上0.7寸 | 疝氣、便祕 | 腸道病症 |
| 腹結 | 大橫下1.3寸 | 臍周痛、疝痛 | |
| 大橫 | 臍旁開4寸 | 腹瀉、腹脹 | |
| 腹哀 | 大橫上3寸 | 消化不良、便祕 | |
| 食竇 | 第五肋間，前正中線旁開6寸 | 全身疼痛、四肢無力 | 側胸部病症 |
| 天溪 | 第四肋間，前正中線旁開6寸 | | |
| 胸鄉 | 第三肋間，前正中線旁開6寸 | | |
| 周榮 | 第二肋間，前正中線旁開6寸 | | |
| 大包 | 腋中線上，第六肋間隙中 | | |





**附表5　手少陰心經穴位表（9穴）**

| 穴名 | 定位 | 主治 | 提要 |
| --- | --- | --- | --- |
| 極泉 | 腋窩正中 | 脇肋疼痛、臂痛 | 上臂部掌側病症 |
| 青靈 | 少海穴上3寸 | | |

（續表）

| 穴名 | 定位 | 主治 | 提要 |
|---|---|---|---|
| 少海 | 見常用穴 | | 心臟病、精神病、前臂部掌側病症 |
| 靈道 | 神門穴上1.5寸 | 關節痛、心痛 | |
| 通里 | 神門穴上1寸 | 失語、神經衰弱 | |
| 陰郄 | 見常用穴 | 心悸、盜汗、肺結核 | |
| 神門 | 見常用穴 | 心絞痛，盜汗 | |
| 少府 | 屈指握拳時小指指尖到達的掌心部位 | 失眠、精神病、癲癇心絞痛 | |
| 少沖 | 見常用穴 | 昏迷、精神病、胸痛 | |

**附表6　手太陽小腸經穴位表（19穴）**

| 穴名 | 定位 | 主治 | 提要 |
|---|---|---|---|
| 少澤 | 見常用穴 | 乳汁分泌過少 | 頭項、肩背部及上肢尺側病症 |
| 前谷 | 第五指掌關節前尺側凹陷處 | | |
| 後溪 | 見常用穴 | | |
| 腕骨 | 手掌尺側，第五掌骨與鉤骨間的凹陷處 | 耳鳴、瘧疾 | |
| 陽谷 | 腕背橫紋尺側凹陷處 | 耳聾、黃疸 | |
| 養老 | 見常用穴 | 項強、視力減退 | |
| 支正 | 陽谷穴上5寸 | | |
| 小海 | 見常用穴 | | |

（續表）

| 穴名 | 定位 | 主治 | 提要 |
|---|---|---|---|
| 肩貞 | 垂臂合腋，腋後皺襞上1寸處 | 耳鳴、耳聾 | 肩背部病症 |
| 臑腧 | 肩貞直上，肩胛岡下緣外側凹陷中 | | |
| 天宗 | 見常用穴 | | |
| 秉風 | 肩胛岡上窩的中央 | | |
| 曲垣 | 肩胛骨岡上窩內側凹陷中 | | |
| 肩外腧 | 第一胸椎棘突下旁開3寸 | | |
| 肩中腧 | 大椎穴旁開2寸 | 支氣管炎 | |
| 天窗 | 喉結旁開3.5寸 | 咽喉腫痛 | 頸項、咽喉部病症 |
| 天容 | 下頷角後方，胸鎖乳突肌前緣凹陷中 | | |
| 顴髎 | 眼外角（眥）直下，顴骨下緣凹陷處 | 顏面神經麻痺、三叉神經痛 | |
| 聽宮 | 見常用穴 | | |

**附表7　足太陽膀胱經穴位表（67穴）**

| 穴名 | 定位 | 主治 | 提要 |
|---|---|---|---|
| 睛明 | 見常用穴 | 視神經炎 | 眼科病症 |
| 攢竹 | 見常用穴 | 頭痛、眼病 | 頭項部病症 |
| 眉沖 | 攢竹穴直上，前髮際上0.5寸 | 頭痛、眼病、癲癇 | |
| 曲差 | 前髮際正上0.5寸，旁開1.5寸 | 頭痛、目眩、鼻衄 | |
| 五處 | 曲差穴上0.5寸 | 頭痛、目眩、癲癇 | |
| 承光 | 五處穴後1.5寸 | 感冒、角膜炎 | |
| 通天 | 承光穴後1.5寸 | 副鼻竇炎、頭痛 | |
| 絡卻 | 通天穴後1.5寸 | 鼻炎、慢性支氣管炎 | |
| 玉枕 | 絡卻穴後下4寸，枕骨粗隆上緣凹陷處 | 近視、眩暈、頭痛 | |
| 天柱 | 見常用穴 | | |

（續表）

| 穴名 | 定位 | 主治 | 提要 |
|---|---|---|---|
| 大杼 | 第一胸椎棘突下旁開1.5寸 | 支氣管炎、肺炎、落枕 | 背腰部病症：其中一些「背腧」穴，主治各有關臟腑以及與這些功能有關的組織、器官病症 |
| 風門 | 見常用穴 | | |
| 肺腧 | 見常用穴 | | |
| 厥陰腧 | 第四胸椎棘突下旁開1.5寸 | 神經衰弱、心包炎 | |
| 心腧 | 見常用穴 | | |
| 督腧 | 第六胸椎棘突下旁開1.5寸 | 心內膜炎、脫髮、腹痛 | |
| 膈腧 | 第七胸椎棘突下旁開1.5寸 | 貧血、神經性嘔吐 | |
| 肝腧 | 見常用穴 | | |
| 膽腧 | 見常用穴 | | |
| 脾腧 | 見常用穴 | | |
| 胃腧 | 見常用穴 | | |
| 三焦腧 | 第一腰椎棘突下旁開1.5寸 | | |
| 腎腧 | 見常用穴 | | |
| 氣海腧 | 第三腰椎棘突下旁開1.5寸 | 腰痛、痔瘡、腹瀉、痢疾、腰痛 | |
| 大腸腧 | 第四腰椎棘突下旁開1.5寸 | | |
| 關元腧 | 第五腰椎棘突下旁開1.5寸 | 遺尿、尿瀦留 | |
| 小腸腧 | 第一骶椎棘突下旁開1.5寸 | | |
| 膀胱腧 | 第二骶椎棘突下旁開1.5寸 | | |

（續表）

| 穴名 | 定位 | 主治 | 提要 |
| --- | --- | --- | --- |
| 中膂腧 | 第三骶椎棘突間旁開1.5寸 | 睾丸炎、附件炎、月經不調、小便不利 | 生殖、泌尿系統及腰骶部、下肢後面病症 |
| 白環腧 | 第四骶椎棘突下旁開1.5寸 | | |
| 上髎 | 第一骶後孔中 | | |
| 次髎 | 見常用穴 | | |
| 中髎 | 第三骶後孔中 | | |
| 下髎 | 第四骶後孔中 | | |
| 會陽 | 尾骨尖旁0.5寸 | 白帶過多、陽痿、痔瘡 | 腰骶部及下肢後面病症 |
| 承扶 | 見常用穴 | | |
| 殷門 | 見常用穴 | | |
| 浮郄 | 膕窩外上方，委陽穴上1寸 | 膀胱炎、閉尿、便祕 | |
| 委陽 | 委中穴外側1寸處 | 腰酸背痛 | |
| 委中 | 見常用穴 | | |
| 附分 | 第二胸椎棘突間旁開3寸 | 慢性咳嗽、哮喘及全身虛弱病症、心臟病、哮喘、肋間神經痛 | 心、肺及背腰部病症 |
| 魄戶 | 第三胸椎棘突間旁開3寸 | | |
| 膏肓 | 見常用穴 | | |
| 神堂 | 第五胸椎棘突間旁開3寸 | | 心、肺及背部病症 |
| 譩譆 | 第六胸椎棘突間旁開3寸 | | |
| 膈關 | 第七胸椎棘間間旁開3寸 | | |

（續表）

| 穴名 | 定位 | 主治 | 提要 |
|---|---|---|---|
| 魂門 | 第九胸椎棘突間旁開3寸 | 肝病、心內膜炎、胃痛 | 脾、胃、肝、膽及背腰部病症生殖、泌尿系統及腰骶部病變 |
| 陽綱 | 第十胸椎棘突間旁開3寸 | 腹痛、腹瀉、黃疸 | |
| 意舍 | 第十一胸椎棘突間旁開3寸 | 背痛、肝病、腹脹、嘔吐、消化不良 | |
| 胃倉 | 第十二胸椎棘突下旁開3寸 | | |
| 肓門 | 第一腰椎棘突間旁開3寸 | 肝脾腫大、乳腺炎、便祕 | |
| 志室 | 見常用穴 | | |
| 胞肓 | 第二骶椎棘突間旁開3寸 | 腰背痛、腹脹、尿豬留 | |
| 秩邊 | 第四骶椎棘突下旁開3寸 | 膀胱炎、痔瘡、坐骨神經痛、下腰痛 | |
| 合陽 | 委中直下2寸 | 小腿痛，便祕，肛門病症 | |
| 承筋 | 合陽與承山穴之間的連線中點 | | |
| 承山 | 見常用穴 | | |
| 飛揚 | 崑崙穴直上7寸 | 目痛、腎炎、膀胱炎 | 腰背部及下肢後面病症 |
| 跗陽 | 崑崙穴直上3寸 | 頭痛、腳踝痛 | |
| 崑崙 | 見常用穴 | | |
| 僕參 | 崑崙穴直下，當跟骨凹陷處 | 腳踝痛、下肢無力 | |
| 申脈 | 見常用穴 | | |
| 金門 | 申脈穴前下方，第五蹠骨基底後凹陷 | 癲癇、腰腿痛、腳踝痛 | |
| 京骨 | 第五蹠骨基底部後外側凹陷處 | 頭痛、目眩、項強 | |
| 束骨 | 第五蹠骨小頭後下方凹陷處 | | |
| 足通谷 | 第五趾蹠關節前下方凹陷處 | | |
| 至陰 | 見常用穴 | 胎位不正，滯產，頭痛 | |

## 附表8　足少陰腎經穴位表（27穴）

| 穴名 | 定位 | 主治 | 提要 |
|---|---|---|---|
| 湧泉 | 見常用穴 | | |
| 然谷 | 足內踝前下方，舟骨前下凹陷處 | 糖尿病、月經不調、膀胱炎 | 生殖、泌尿系統病症 |
| 太溪 | 見常用穴 | | |
| 大鐘 | 太溪穴下0.5寸稍後 | 哮喘、咳血、足跟痛 | |
| 水泉 | 太溪穴下1寸 | 月經不調、子宮脫落 | |
| 照海 | 見常用穴 | | |
| 復溜 | 見常用穴 | | |
| 交信 | 復溜穴前0.5寸 | 睾丸腫痛、崩漏 | |
| 築賓 | 太溪穴上5寸 | 小腿肚痙攣、精神病 | |
| 陰谷 | 見常用穴 | | |
| 橫骨 | 臍下5寸，曲舟穴旁開0.5寸 | 小便不利、陽痿、遺精、疝痛 | |
| 大赫 | 橫骨穴上1寸 | 陰部痛、白帶多 | |
| 氣穴 | 橫骨穴上2寸 | 月經不調、腹瀉 | |
| 四滿 | 橫骨穴上3寸 | 產後腹痛、崩漏 | |
| 中注 | 臍下1寸，陰交穴旁開0.5寸 | 月經不調、便祕 | |
| 肓腧 | 臍旁0.5寸 | 黃疸、痛經 | 腸、胃病症 |
| 商曲 | 臍上2寸，旁開0.5寸 | 食欲不振、腹膜炎 | |
| 石關 | 臍上3寸，旁開0.5寸 | 胃痛、便祕 | |
| 陰都 | 臍上4寸，旁開0.5寸 | 腹脹、腹痛 | |
| 腹通谷 | 臍上5寸，旁開0.5寸 | 嘔吐、腹痛、腹脹 | |
| 幽門 | 臍上6寸，旁開0.5寸 | 胸痛、嘔吐 | |

（續表）

| 穴名 | 定位 | 主治 | 提要 |
|---|---|---|---|
| 步廊 | 第五肋間隙中，前正中線旁開2寸 | 咳喘、胸痛、嘔吐 | 胸、肺病症 |
| 神封 | 第四肋間隙中，前正中線旁開2寸 | | |
| 靈墟 | 第三肋間隙中，前正中線旁開2寸 | | |
| 神藏 | 第二肋間隙中，前正中線旁開2寸 | | |
| 彧中 | 第一肋間隙中，前正中線旁開2寸 | | |
| 腧府 | 鎖骨下緣，前正中線旁開2寸 | | |

## 附表9　手厥陰心包經穴位表（9穴）

| 穴名 | 定位 | 主治 | 提要 |
|---|---|---|---|
| 天池 | 第四肋間隙中，乳頭外側1寸 | 胸肋痛 | |
| 天泉 | 腋前線下2寸 | | |
| 曲澤 | 見常用穴 | 心動過速、心絞痛、乳腺炎 | |
| 郄門 | 見常用穴 | | |
| 間使 | 見常用穴 | | |
| 內關 | 見常用穴 | | |
| 大陵 | 見常用穴 | 心肌炎、肋間神經痛、低血壓、自主神經失調 | |
| 勞宮 | 見常用穴 | | |
| 中沖 | 見常用穴 | | |

**附表10　手少陽三焦經穴位表（23穴）**

| 穴名 | 定位 | 主治 | 提要 |
|---|---|---|---|
| 關沖 | 見常用穴 | 咽喉炎、眩暈、怕冷、痛經 | |
| 液門 | 見常用穴 | | |
| 中渚 | 見常用穴 | | |
| 陽池 | 見常用穴 | 更年期綜合症、怕冷、手腕痛 | |
| 外關 | 見常用穴 | | |
| 支溝 | 外關上1寸 | 偏癱、腮腺炎、肺炎、落枕、上肢關節痛 | |
| 會宗 | 支溝穴尺側旁開1寸 | 耳聾、臂痛 | 肩臂部病症 |
| 三陽絡 | 外關上2寸 | | |
| 四瀆 | 肘尖下方5寸 | | |
| 天井 | 見常用穴 | 淋巴結炎、偏頭痛 | |
| 清冷淵 | 天井穴上1寸 | | |
| 消濼 | 肘尖穴上6寸 | | |
| 臑會 | 見常用穴 | | |
| 肩髎 | 見常用穴 | | |
| 天髎 | 肩井穴後下1寸 | | |
| 天牖 | 胸鎖乳突肌後緣，與下頜角平齊處 | | |

（續表）

| 穴名 | 定位 | 主治 | 提要 |
| --- | --- | --- | --- |
| 翳風 | 見常用穴 | | 耳部聽覺病症 |
| 瘈脈 | 耳後，乳突中央 | 耳聾、耳鳴、頭痛 | |
| 顱息 | 瘈脈與角孫弧線的中點 | | |
| 角孫 | 耳尖直上入髮際處 | | |
| 耳門 | 見常用穴 | | |
| 耳和髎 | 耳門穴前上方 | | |
| 絲竹空 | 眉梢外側凹陷處 | 偏頭痛、眼病 | |

### 附表11　足少陽膽經穴位表（44穴）

| 穴名 | 定位 | 主治 | 提要 |
| --- | --- | --- | --- |
| 瞳子髎 | 目外眥角旁開0.5寸 | 視神經萎縮、屈光不正 | 顳部病症 |
| 聽會 | 見常用穴 | | |
| 上關 | 下關上方，顴骨弓上緣凹陷處 | 耳鳴、耳聾、牙痛、顏面神經麻痺 | |
| 頷厭 | 鬢髮上，在頭維下1寸 | 耳鳴、目眩、鼻炎 | |
| 懸顱 | 鬢髮中，頭維與曲鬢連線的中點 | 偏頭痛、神經衰弱 | |
| 懸厘 | 鬢髮中，懸顱穴下0.5寸 | 牙痛、顏面浮腫 | |

（續表）

| 穴名 | 定位 | 主治 | 提要 |
|---|---|---|---|
| 曲鬢 | 平耳尖前方的鬢髮內，角孫穴前1寸 | 頭痛、牙痛 | 頭、顳部病症 |
| 率谷 | 耳尖上方入髮際1.5寸 | | |
| 天沖 | 耳後上方，率谷穴後0.5寸 | | |
| 浮白 | 乳突後上方，天沖穴下1寸 | | |
| 頭竅陰 | 浮白穴與完骨穴連線中點 | | |
| 完骨 | 乳突後下方凹陷處 | | |
| 本神 | 目外眥直上，入髮際05寸 | | |
| 陽白 | 見常用穴 | | |
| 頭臨泣 | 目正視，瞳孔直上，入髮際0.5寸 | | |
| 目窗 | 頭臨泣穴上1.5寸 | | |
| 正營 | 目窗穴上1.5寸 | | |
| 承靈 | 正營穴後1.5寸 | | |
| 腦空 | 風池穴上1.5寸 | | |
| 風池 | 見常用穴 | | |
| 肩井 | 見常用穴 | | 肩部、側胸、脇肋部病症 |
| 淵腋 | 腋中線上，第五肋間隙處 | 胸膜炎、腋窩淋巴結炎 | |
| 輒筋 | 淵腋穴前1寸 | 嘔吐、流涎 | |
| 日月 | 期門穴直下，第七肋間隙處 | 肝炎、膽囊炎、胃痛 | |
| 京門 | 第十二肋游離端 | 腎炎 | |
| 帶脈 | 第十一肋直下，與臍相平處 | 腰痛、腹痛 | 婦科病症 |
| 五樞 | 帶脈穴前下3寸，平關元穴 | | |
| 維道 | 五樞穴前下0.5寸 | | |

（續表）

| 穴名 | 定位 | 主治 | 提要 |
|---|---|---|---|
| 居髎 | 髂前上棘與大轉子連線中點 | 腰痛、膀胱炎 | |
| 環跳 | 見常用穴 | | |
| 風市 | 見常用穴 | | |
| 中瀆 | 風市穴直下2寸 | 坐骨神經痛 | 下肢部外側病症 |
| 膝陽關 | 陽陵泉穴直上3寸 | 膝關節痛、下肢麻痺 | |
| 陽陵泉 | 見常用穴 | | |
| 陽交 | 外踝上7寸，腓骨前緣 | 小腿外側痛、哮喘 | |
| 外丘 | 陽交穴後1寸，腓骨後緣 | 小腿肚痛、頸項痛 | |
| 光明 | 見常用穴 | | |
| 陽輔 | 光明穴下1寸 | 膝關節痛、腰痛 | 下肢部外側病症 |
| 懸鐘 | 見常用穴 | | |
| 丘墟 | 見常用穴 | | |
| 足臨泣 | 第四、第五蹠骨結合部後端凹陷處 | 脇乳腺炎、頸淋巴結痛 | |
| 地五會 | 第四、第五蹠骨之間前端凹陷處 | 耳聾、腋痛、乳腺炎 | 足跗部病症 |
| 俠溪 | 見常用穴 | | |
| 足竅陰 | 第四趾外側，趾甲角後約0.1寸 | 胸膜炎、咽喉炎、頭痛、哮喘 | |

## 附表12　足厥陰肝經穴位表（14穴）

| 穴名 | 定位 | 主治 | 提要 |
|---|---|---|---|
| 大敦 | 見常用穴 | | |
| 行間 | 見常用穴 | | |
| 太沖 | 見常用穴 | | |
| 中封 | 內踝前1寸 | 腹股溝疝、陰莖痛 | |
| 蠡溝 | 內踝直上5寸 | 月經不調，骨盆腔炎 | 生殖、泌尿系統病症 |
| 中都 | 內踝直上7寸 | 月經不調、崩漏 | |
| 膝關 | 內膝眼下，陰陵泉穴後1寸 | | 膝關節病症 |
| 曲泉 | 屈膝，膝內側膕橫紋端 | | |
| 陰包 | 股骨內上髁上4寸 | | 婦科、腹部病症 |
| 足五里 | 氣沖穴下3寸，在長收肌外側 | | |
| 陰廉 | 氣沖穴下2寸 | | |
| 急脈 | 恥骨聯合下緣中點旁開2.5寸處 | | |
| 章門 | 見常用穴 | | |
| 期門 | 見常用穴 | | |

## 附表13 督脈穴位表（28穴）

| 穴名 | 定位 | 主治 | 提要 |
|---|---|---|---|
| 長強 | 在骶部中線，見常用穴 | | 下腰、生殖系統病症 |
| 腰腧 | 骶管裂孔中 | 脫肛、腰骶部痛、癲癇 | |
| 腰陽關 | 第四腰椎棘突下 | 月經不調、遺精 | |
| 命門 | 見常用穴 | | |
| 懸樞 | 第一腰椎棘突下 | 消化不良、腹瀉 | |
| 脊中 | 第十一胸椎棘突下 | 癲癇、黃疸、痔瘡 | 背部病症 |
| 中樞 | 第十胸椎棘突下 | 視力減退、胃痛、黃疸 | |
| 筋縮 | 第九胸椎棘突下 | 神經衰弱、腰背痛 | |
| 至陽 | 第七胸椎棘突下 | 肝炎、膽囊炎、黃疸、胃痛 | |
| 靈台 | 第六胸椎棘突下 | 支氣管炎、腰背痛 | |
| 神道 | 第五胸椎棘突下 | 瘧疾、咳嗽 | |
| 身柱 | 第三胸椎棘突下 | 咳嗽、癲癇、小兒精神病 | |
| 陶道 | 第一胸椎棘突下 | 發熱、瘧疾、項背痛 | |
| 大椎 | 見常用穴 | | 頭部、上肢部病症 |
| 啞門 | 見常用穴 | | |
| 風府 | 見常用穴 | | |
| 腦戶 | 風府穴直上1.5寸 | 頭暈、偏頭痛 | 頭部、精神病症 |
| 強間 | 腦戶穴上1.5寸 | 目眩、頭痛、嘔吐 | |
| 後頂 | 強間上1.5寸 | 偏頭痛、眩暈 | |
| 百會 | 見常用穴 | | |
| 前頂 | 百會穴直前1.5寸 | 小兒驚風、顏面紅腫 | |
| 囟會 | 百會穴直前3寸 | 鼻衄、鼻塞、眩暈 | |
| 上星 | 頭正中線入前髮際1寸 | 頭痛、眼痛、鼻衄、鼻塞 | |
| 神庭 | 前髮際正中 | 眩暈、失眠、鼻炎、癲癇 | |

（續表）

| 穴名 | 定位 | 主治 | 提要 |
|---|---|---|---|
| 素髎 | 鼻頭尖端 | 休克、酒糟鼻、鼻衄 | |
| 水溝（人中） | 見常用穴 | | 鼻、唇部病症 |
| 兌端 | 人中溝的尖端 | 牙痛、口臭、口舌生瘡 | 口唇部病症 |
| 齦交 | 上唇繫帶的下端 | 口腔潰瘍、牙齦腫痛、鼻炎 | |

**附表14　任脈穴位表（24穴）**

| 穴名 | 定位 | 主治 | 提要 |
|---|---|---|---|
| 會陰 | 陰囊根部與肛門中間（男性）大陰唇後聯合與肛門中間（女性） | 尿道炎、陰道炎、陰莖痛、子宮下垂、月經不調、痔疾、休克 | 生殖、泌尿系統病症 |
| 曲骨 | 臍下5寸，恥骨聯合上緣 | 陽痿、遺精、白帶增多 | |
| 中極 | 見常用穴 | | |
| 關元 | 見常用穴 | | |
| 石門 | 臍下2寸 | 腹脹、水腫、虛脫 | |
| 氣海 | 見常用穴 | | |
| 陰交 | 臍下1寸 | 尿道炎、產後腹痛、陰癢 | |

| 穴名 | 定位 | 主治 | 提要 |
| --- | --- | --- | --- |
| 神闕 | 見常用穴 | | 腸、胃病症 |
| 水分 | 臍上1寸 | 浮腫、腹水、腸鳴 | |
| 下脘 | 見常用穴 | | |
| 建里 | 臍上3寸 | 腹膜炎、胃痛、水腫 | |
| 中脘 | 見常用穴 | | |
| 上脘 | 見常用穴 | | |
| 巨闕 | 臍上6寸 | 精神病、心跳、心慌、胃痛 | |
| 鳩尾 | 臍上7寸 | 精神病、心痛、胃痛 | |
| 中庭 | 膻中下1.6寸 | 咳嗽、小兒吐奶 | 胸部病症 |
| 膻中 | 見常用穴 | | |
| 玉堂 | 膻中穴上1.6寸 | 胸膜炎、支氣管炎 | |
| 紫宮 | 膻中穴上3.2寸 | 支氣管炎、肺結核 | |
| 華蓋 | 平第一肋間的胸骨中線上 | 喘咳、咽喉炎、胸痛 | |
| 璇璣 | 天突穴下1寸 | | |
| 天突 | 見常用穴 | | |
| 廉泉 | 見常用穴 | | |
| 承漿 | 見常用穴 | | |

# 路燈下的孩子

我是學西醫出身的，畢業後卻到了中醫院工作。

從西醫的角度來看，中醫的精確性甚至科學性似乎都該打個問號，因為它實在不如西醫的檢查資料、藥物成分等那麼數據化而直觀；而中醫的經絡、氣血、陰陽之類，也因為實證性差而顯得多少有些神祕而令人無法理解。但另一方面，中醫在很多方面確有其效，卻又是一個不爭的事實。有效，卻又無法用現代人心服口服的方式來解釋和演示，這成了中醫最尷尬的地方。

小時候，我們都學過「刻舟求劍」的故事，形容一個人拘泥不化。有時，我會想起中醫的尷尬，不也很類似嗎——一方面，時代在發展，還有人鼓吹中醫包治百病，死守著中醫中類似「左肝」、「左腎水右腎命門」之類不盡不實之處去附會解釋，越解釋越難以自圓其說，讓本來支持中醫的人都狐疑；此外，連現代中國人看文言文都需要翻譯了，而鼓吹中醫的人還在沿用「上火」、「風邪」、「相剋相生」之類的辭彙，如何不讓東、西方的現代人本能地問：「風邪到底是什麼玩意」、「上火了要不要打119叫消防車呢？」另一方面，中醫和西醫本身就不是一個體系，有些人卻一定要用西醫的術語和體系來闡述中醫，似乎把中醫盡量往西醫靠，就能證明中醫講的那些完全和西醫相合，是很科學的，當「靠不上」的時候就顧左右而言他或不知所云了。殊不知，西醫自身也還有很多問題，也有很多新藥或治療方法療效不彰而下架或停止。既然各有其效果和局限，為什麼不就中醫論中醫，卻不顧自身身形大小亂穿衣服，硬把中醫這壺酒往西醫的水瓶裡裝呢？——水本來是好東西，酒也是好東西，結果非要把酒往水裡摻，毀了兩樣好東西。

所以，我向來覺得，對於傳統醫學還是持公正的態度理性繼承比較好。該摒棄的果斷扔掉，該發揚的繼續深入研究。

首要和最迫切的，是用現代人能理解的話語和思維來闡述中醫。只有這樣，才能最大限度地消除誤解、擴大影響，讓中醫為人類的健康做出應有的貢獻。然後，在大家已經達成共識、確定有其效的部分，比如中醫「治未病」、病後調養、加強保健等方面，最大限度地發揮其作用。而我們這套書，正是在這些方面的一些嘗試和努力：《五色食物養五臟》實際上是講在日常生活中如何居家做營養搭配，如何根據自己的體質在不同的季節「損有餘而補不足」地達成人體的陰陽平衡，也即調和人體的寒熱、酸鹼和電解質平衡；而《拍拍打打養五臟》則是透過加強人體的氣血循環、刺激相應的神經、體液調節和內分泌作用來增強體質保健康。由於水準確實有限，這裡歡迎方家指正。但我相信，不管是從中醫、西醫的角度來審視，也不管時代如何變遷，上述這些都是有益的保健方法，是站得住腳的。

和「刻舟求劍」相對，我們人類還有另一種「緣木求魚」的本能：比如，一個小孩在街上把鑰匙掉了，他會本能地先靠近路燈下去找，即便很快知道那裡沒鑰匙。如果問他鑰匙大概是在哪裡掉的？也許他會指旁邊的黑暗處；如果再問為什麼不去那裡找呢？——因為那裡黑漆漆的，看不見、沒法找啊！

其實，我們人類面對浩如煙海的自然、科學知識和未解之謎，何嘗不像路燈下的孩子。不知道還有多少未知的領域，因為我們缺乏相應的手電筒而無法去探尋。像現代醫學方興未艾的內分泌、激素的研究，誰能說明它們與我們古人早已涉足研究的經絡、穴位到底有何關聯？越來越多的現代慢性病、亞健康等問題，為何中醫獨有奇效？

古人不見今時月，今月曾經照古人。是古人在某些方面的研究已經遠遠地走在了我們的前面？還是遠遠地落後於我們？既然我們無法完全肯定，唯一的辦法，就是繼續向那路燈的外緣深入一點，再深入一點探究。

對於中醫，我只是一個碰巧找上門來的孩子。但是，我願意做擦亮路燈以便更多人來尋找、成為向路燈外尋找的孩子。

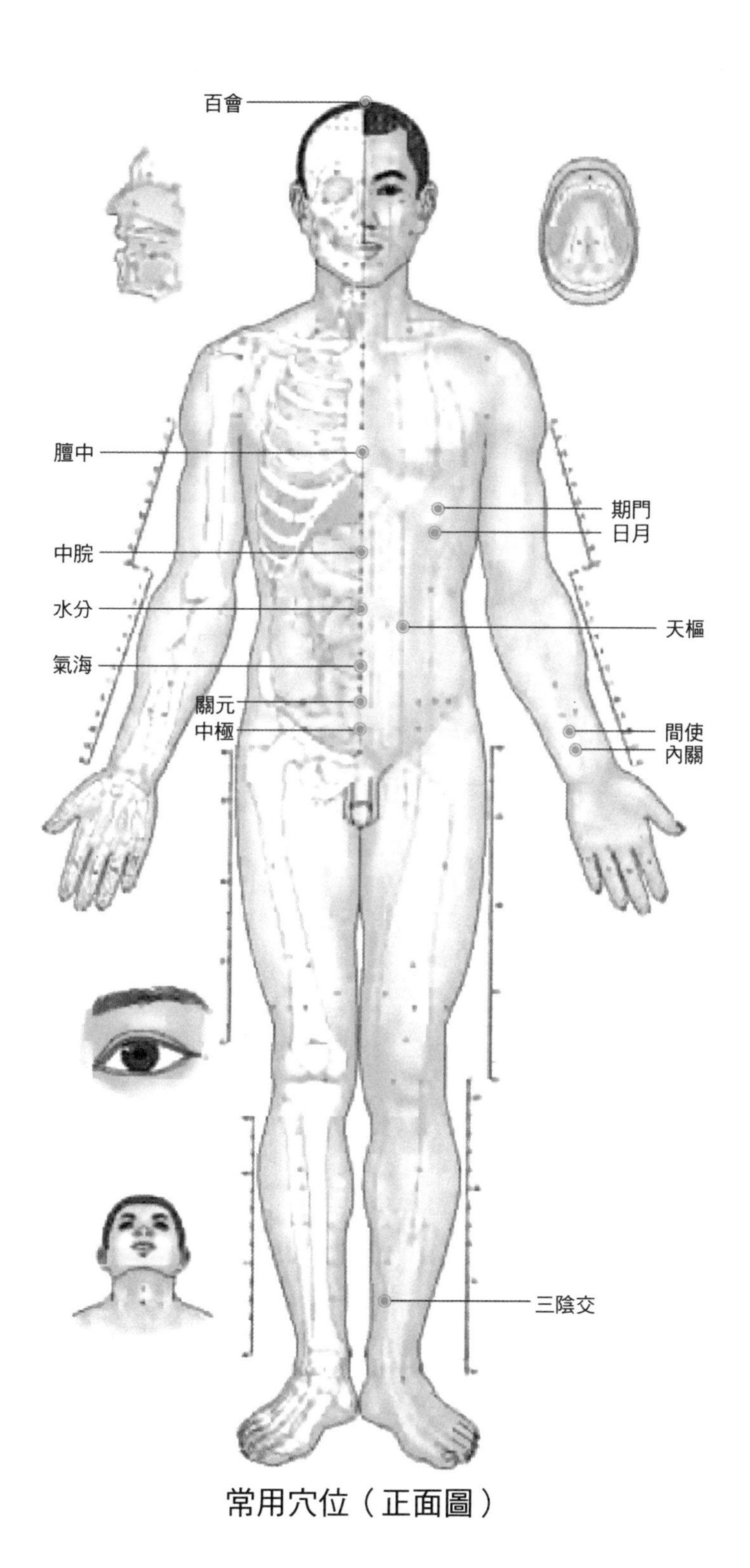


常用穴位（正面圖）

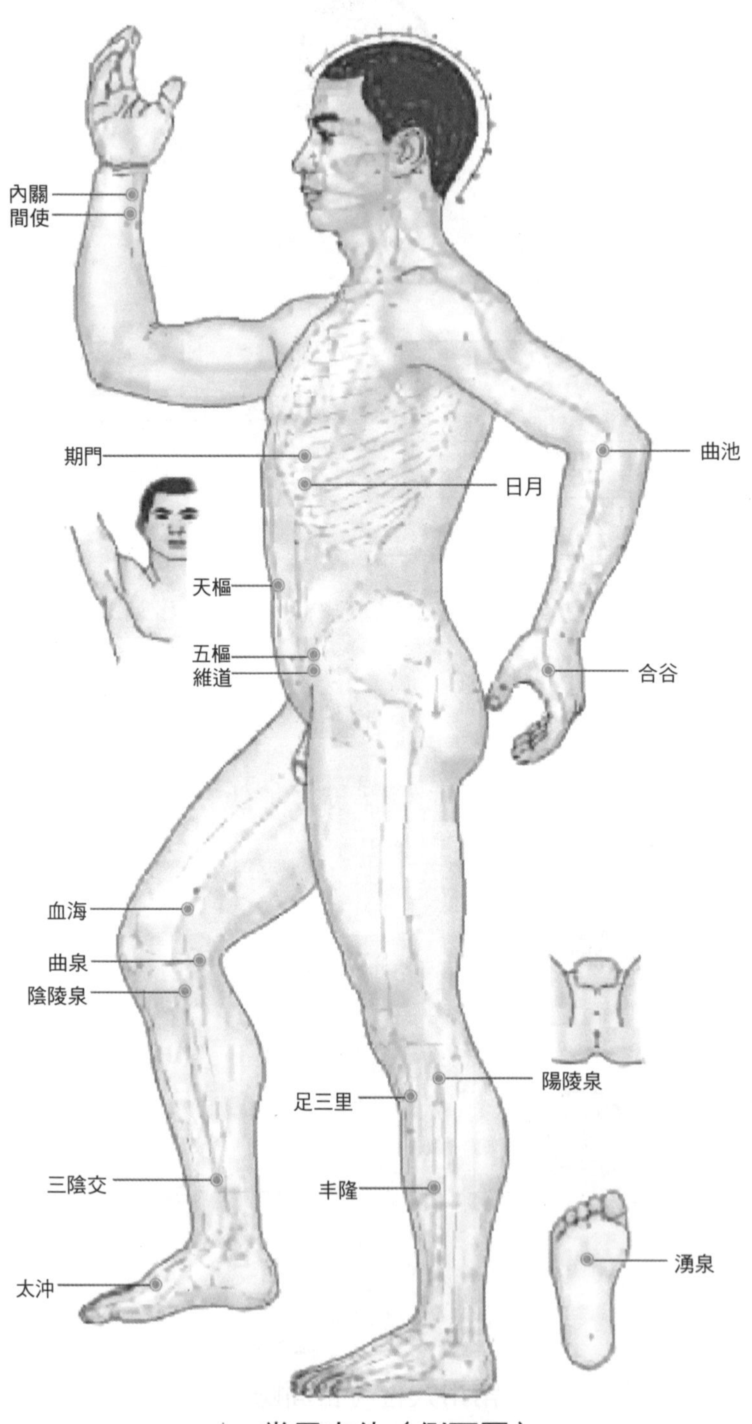


常用穴位（側面圖）

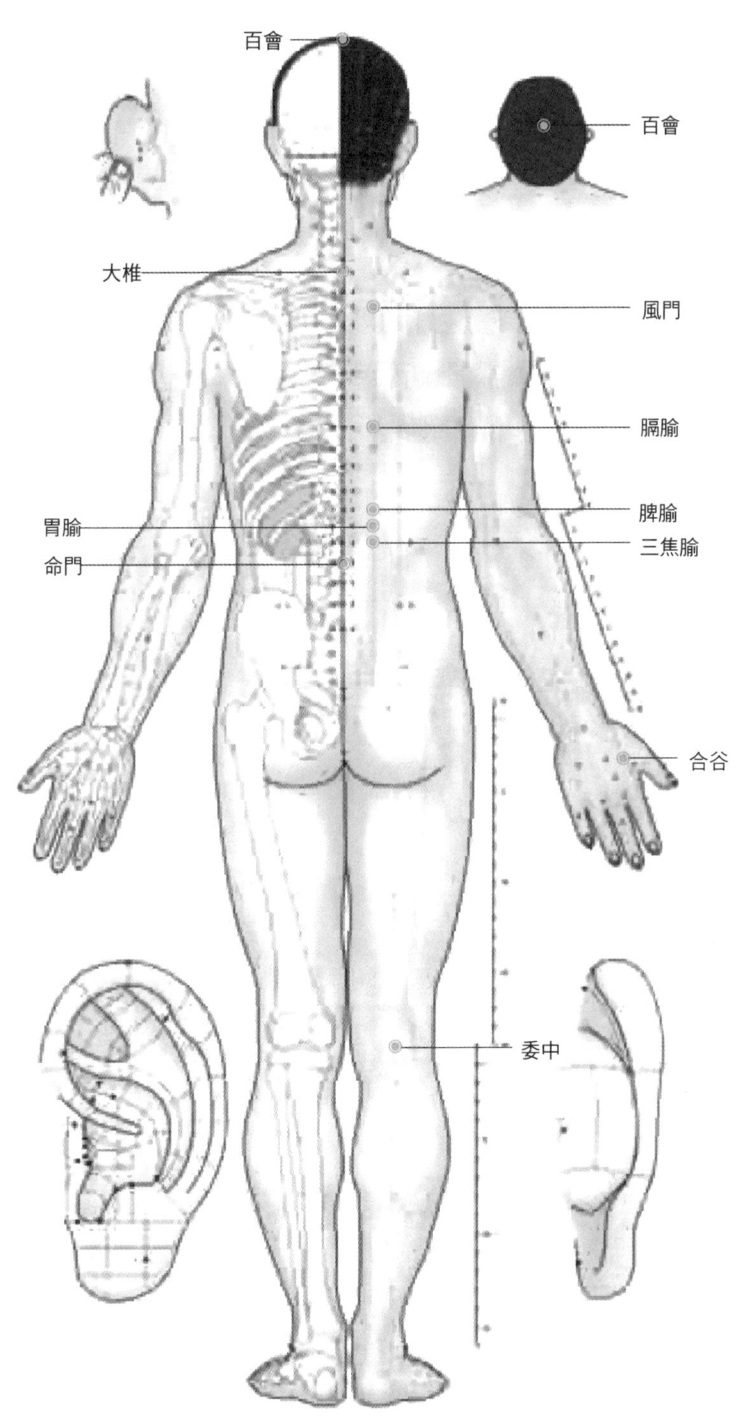


常用穴位（背面圖）

NOTE

國家圖書館出版品預行編目資料

拍拍打打養五臟 / 魯直作. -- 初版. -- 台北市：華志文化, 2012.09
面； 公分. --（健康養生小百科；11）

ISBN 978-986-5936-10-5（平裝）

1. 穴位療法 2. 經絡療法

413.915 101014591

華志文化事業有限公司

書名／拍拍打打養五臟
系列／健康養生小百科 011

作者 魯直醫師
執行編輯 林雅婷
美術編輯 黃美惠
文字校對 陳麗鳳
企劃執行 康敏才
總編輯 黃志中
社長 楊凱翔
出版者 華志文化事業有限公司
電子信箱 huachihbook@yahoo.com.tw
地址 116台北市文山區興隆路四段九十六巷三弄六號四樓
電話 02-22341779

總經銷商 旭昇圖書有限公司
地址 235新北市中和區中山路二段三五二號二樓
電話 02-22451480
傳真 02-22451479
郵政劃撥 戶名：旭昇圖書有限公司（帳號：12935041）
電子信箱 s1686688@ms31.hinet.net

售價 三〇〇元
出版日期 西元二〇一二年九月初版第一刷

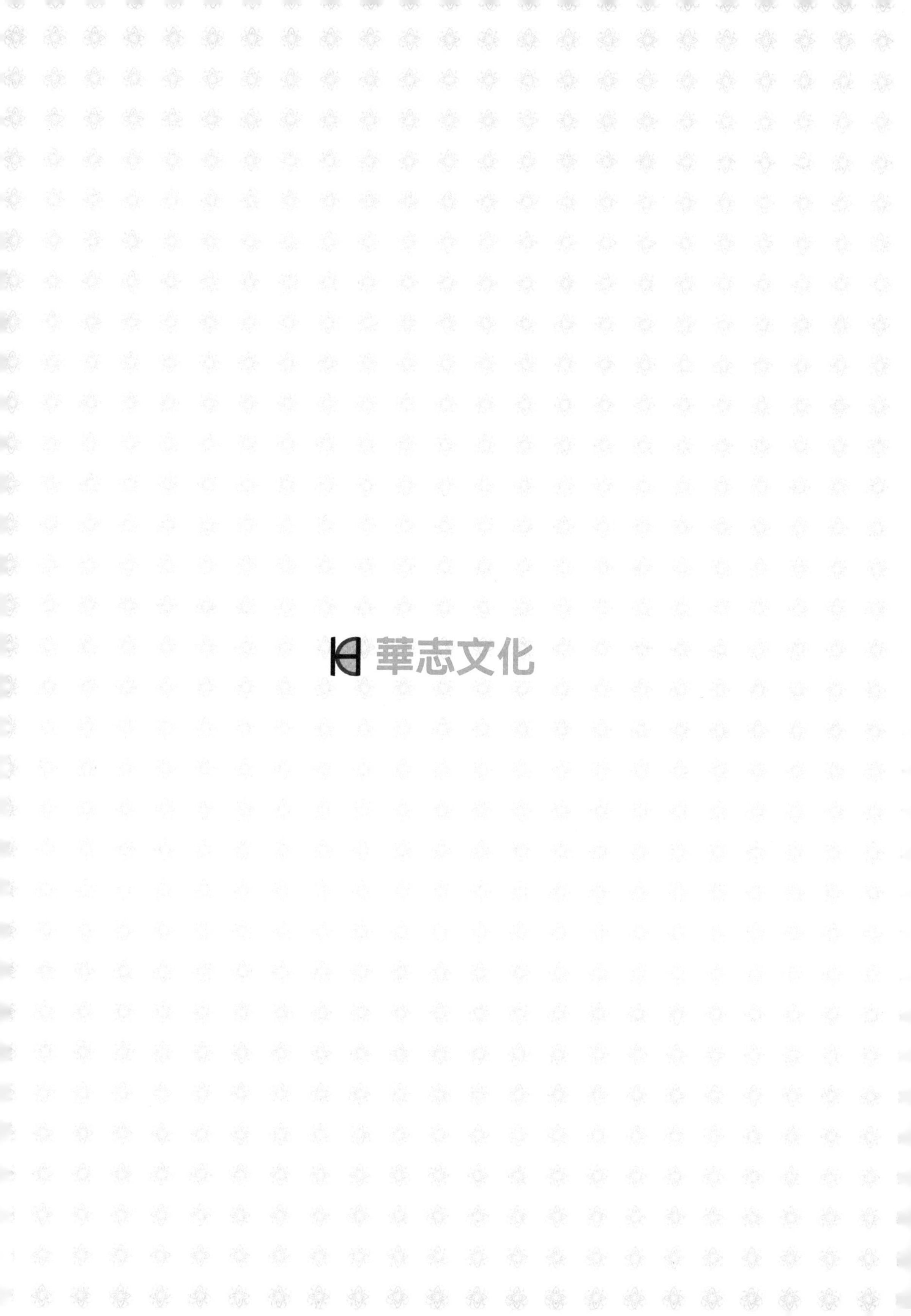
華志文化

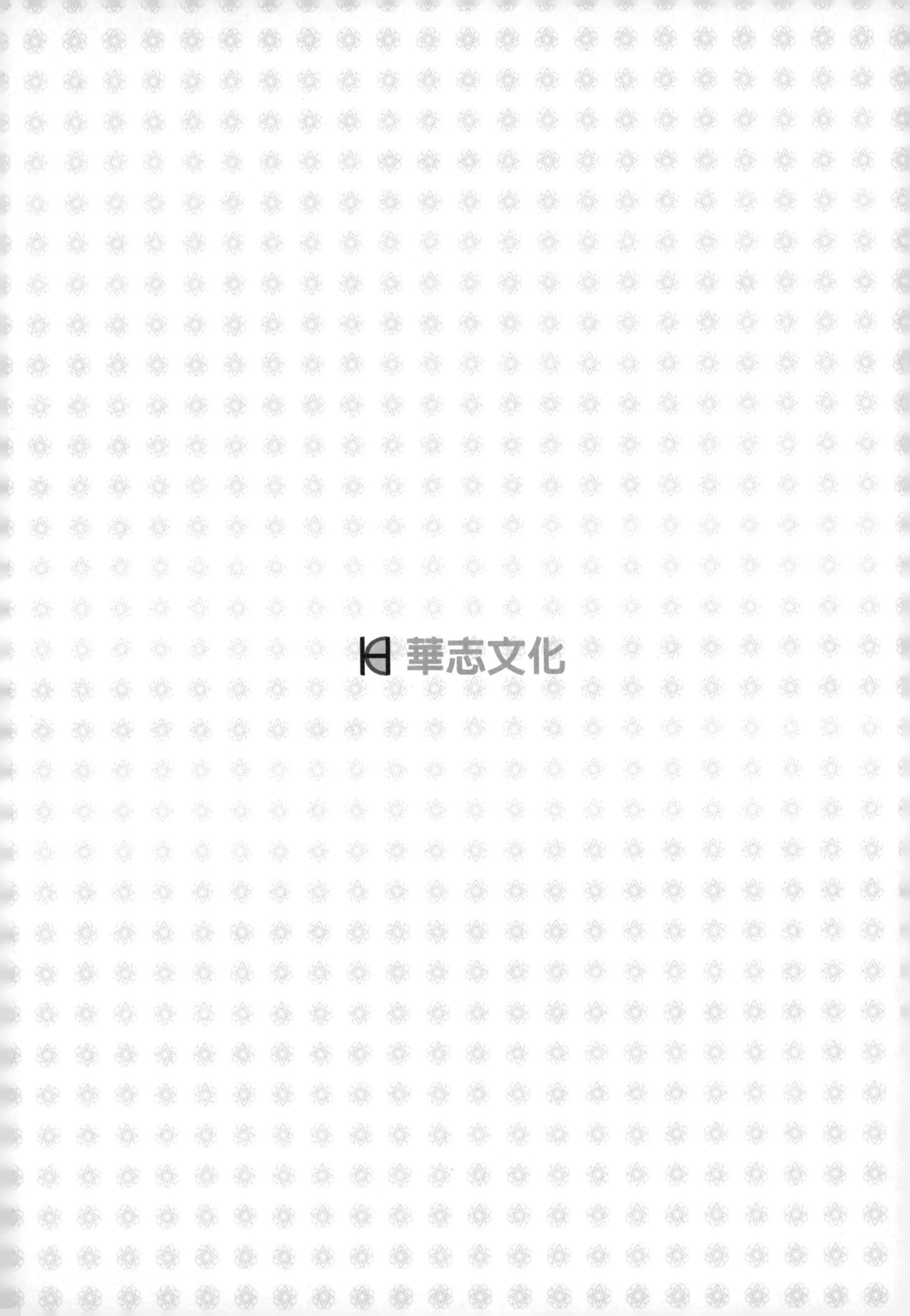
華志文化

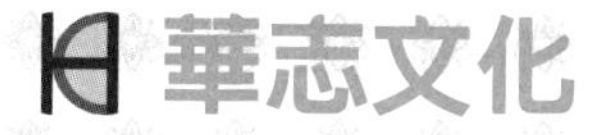

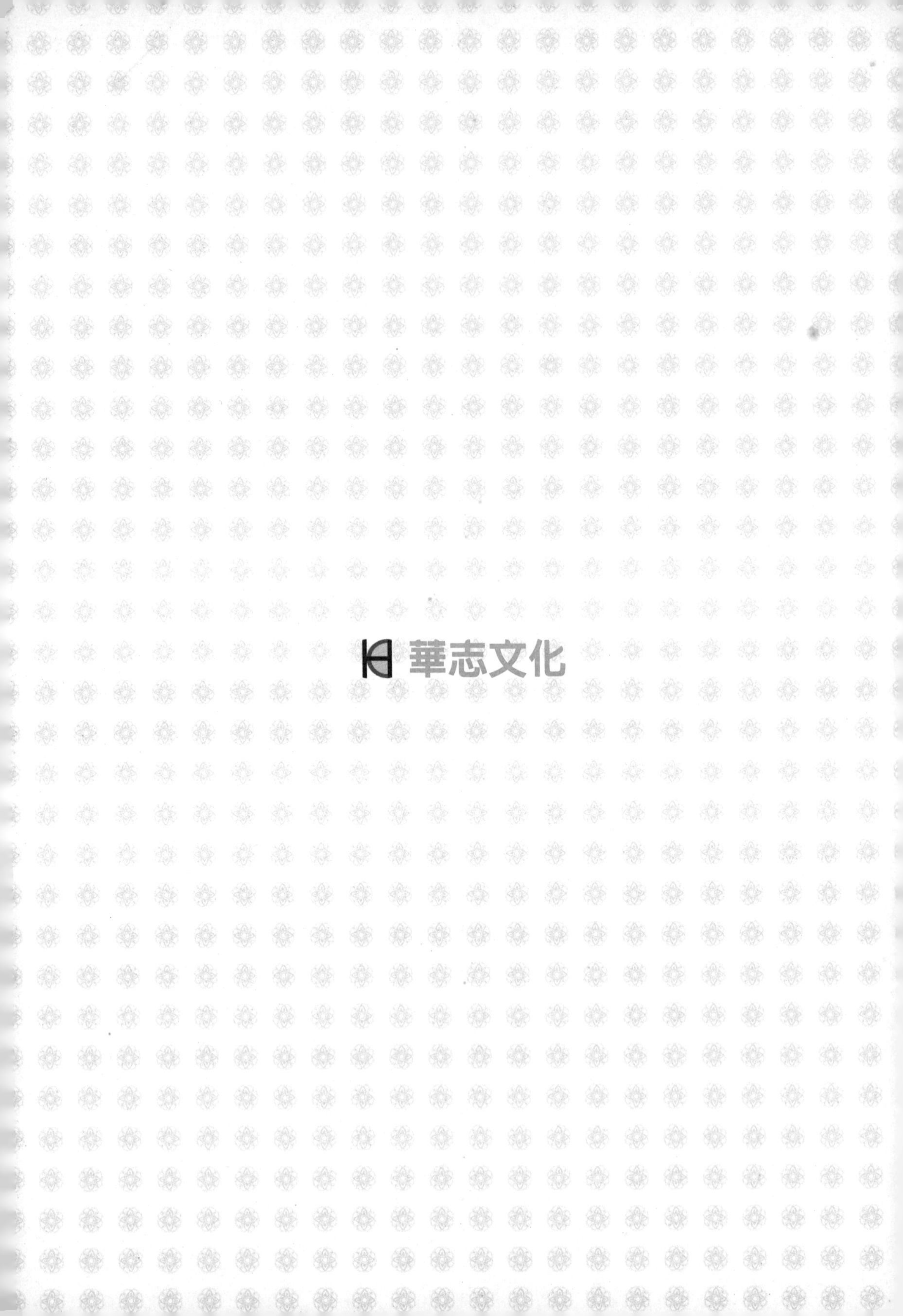
華志文化